CRIANÇAS DESAFIADORAS

CARO LEITOR,

Queremos saber sua opinião sobre nossos livros.
Após a leitura, curta-nos no facebook/editoragentebr,
siga-nos no Twitter @EditoraGente e
no Instagram @editoragente e visite-nos no
site www.editoragente.com.br.
Cadastre-se e contribua com sugestões, críticas ou elogios.

Boa leitura!

LUCIANA BRITES | DR. CLAY BRITES

CRIANÇAS
DESAFIADORAS

Aprenda como identificar, tratar e contribuir
de maneira positiva com crianças que têm
==Transtorno Opositivo-Desafiador==

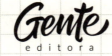

Diretora
Rosely Boschini

Gerente Editorial
Rosângela de Araujo Pinheiro Barbosa

Editora Assistente
Franciane Batagin Ribeiro

Controle de Produção
Fábio Esteves

Projeto Gráfico
TypoStudio

Diagramação
Vivian Oliveira

Preparação
Andréa Bruno

Revisão
Leonardo Dantas do Carmo

Capa
TypoStudio

Impressão
Gráfica Assahi

Copyright © 2019 by Luciana Brites e Clay Brites
Todos os direitos desta edição são reservados à Editora Gente.
Rua Natingui, 379 – Vila Madalena
São Paulo, SP – CEP 05443-000
Telefone: (11) 3670-2500
Site: www.editoragente.com.br
E-mail: gente@editoragente.com.br

Dados Internacionais de Catalogação na Publicação (CIP)
Angélica Ilacqua CRB-8/7057

Brites, Luciana
 Crianças desafiadoras: aprenda como identificar, tratar e contribuir de maneira positiva com crianças que têm Transtorno Opositivo-Desafiador / Luciana Brites e Dr. Clay Brites. -- São Paulo: Editora Gente, 2019.
 160 p.

ISBN 978-85-452-0361-2

1. Transtorno desafiador e opositivo em crianças 2. Distúrbios do comportamento em crianças I. Título II. Brites, Clay

19-1909 CDD 618.9289

Índice para catálogo sistemático
1. Transtorno desafiador e opositivo em crianças

SUMÁRIO

AGRADECIMENTOS 13

APRESENTAÇÃO 17

INTRODUÇÃO 19

1. A HISTÓRIA DO TOD 27

2. O CÉREBRO NO TOD 31
    Fatores genéticos 38
    Fatores ambientais 40

3. IDENTIFICANDO O TOD 47
    Usando os critérios diagnósticos do DSM-5 48
    Considerações importantes do comportamento 54

Birra ou comportamento opositor? 58
Adolescente "normal" ou opositivo? 63
Associações com o TOD: as comorbidades 72
Escalas de avaliação para auxiliar no processo
diagnóstico 76
Estratégias de tratamento de pessoas com TOD 80
    Terapias de manejo parental *85*
    Terapia familiar *95*
    Treino de habilidades sociais *95*
    Intervenções multimodais ou multissistêmicas *96*
    Uso de medicações *98*

4. MEU FILHO TEM TOD: E AGORA? 101

Os próximos passos 101
Qual é o impacto de ter um filho com TOD? 101
Tipos de família 102
    Autoritários *106*
    Permissivos *108*
    Negligentes *108*
    Autoritativos *109*
Abordagem escolar no TOD 115
O que é autorregulação? 116
Desenvolvimento da autorregulação 116
Componentes do autocontrole 118
As maiores dificuldades de crianças com TOD 122
As melhores estratégias para a abordagem
comportamental 122
    Intervenções preventivas *123*
    Construindo um bom relacionamento com
    os alunos *124*
    Criando um ambiente seguro, ordenado,
    previsível e positivo *124*

*Treinando e supervisionando seus alunos em uma
base contínua*..126
Organizando a sala de aula..126
Usando estratégias de ensino eficazes.............................127
A importância de criar um ambiente na sala de
aula que seja positivo, encorajador e solidário 128
Regras de ensino: lembrando os alunos dos
principais regulamentos e expectativas............................129
Configurações de rotinas de sala de aula para
alunos com TOD 131
Melhorando o comportamendo do aluno com TOD em
sala de aula: estratégias de gestão de comportamento ...131
Abordagem emocional..136
Abordagem cognitiva 139

CONSIDERAÇÕES FINAIS 141

REFERÊNCIAS BIBLIOGRÁFICAS.. 147

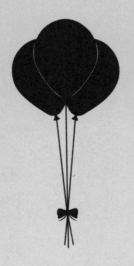

Dedicamos este livro a todas as famílias, professores e profissionais que, por vezes, se deparam com crianças, adolescentes e adultos com Transtorno Opositivo-Desafiador e sentem-se perdidos, cansados, tristes, irritados, mas não perdem a esperança, a vontade de dar seu melhor e acreditam que, se existem dias nublados, também existirão dias de sol!

AGRADECIMENTOS

Agradecemos primeiramente a Deus, que possibilitou toda esta jornada em nossos anos de estudos.

Aos nossos filhos, pelo apoio constante ao nosso trabalho, mesmo quando estamos longe.

Aos nossos familiares e nossos pais: gratidão pelos valores e por nos proporcionarem tudo o que estava ao seu alcance.

A nossa equipe de trabalho da NeuroSaber, que nos possibilita levar nossa missão e conhecimento para todas as pessoas do Brasil e do mundo.

A todas as pessoas que acompanham o nosso trabalho: pais, professores e profissionais da saúde e educação, nossa gratidão por serem multiplicadores de conhecimento!

Nota da editora

Para facilitar a fluidez da leitura, optamos por citar no corpo do texto, por meio das notas de rodapé, apenas o nome dos autores e o ano de publicação dos textos. Para verificar as referências na íntegra, basta que você procure os nomes na bibliografia no fim do livro.

Ótima leitura!

APRESENTAÇÃO
SUPERAÇÃO

Tenho muito orgulho, honra e prazer em aceitar o convite de meus pais para escrever o prefácio de uma obra tão importante para o mundo em que vivemos. Eu falo com experiência, pois tenho TOD (Transtorno Opositivo-Desafiador) e posso dizer que, desde meu diagnóstico, meus pais sempre buscaram entender e estudar o transtorno e me ajudaram a lidar com ele.

Iniciei o tratamento muito cedo. Muitas vezes não entendi porque eu ia na terapia e meus irmãos não, mas, com o passar do tempo, compreendi que era fundamental para o meu desenvolvimento. Isso teve um impacto gigantesco na forma como eu me socializava e a cada ano fui superando mais as dificuldades do TOD. E essa é a história que meus pais querem para todas as crianças que são diagnosticadas com esse transtorno: uma história de superação.

O TOD (Transtorno Opositivo-Desafiador) é um transtorno infantil caracterizado por comportamento desafiador e desobediente a figuras de autoridade e esse transtorno impactou muito a minha vida e provavelmente impacta a vida de várias crianças. Quando eu tinha TOD, me comportava de maneira muito impulsiva, mas meus pais conseguiram, de uma maneira muito pedagógica e interativa, fazer com que eu me tornasse uma pessoa melhor, que entendesse e lidasse melhor com o meio social. Hoje vejo esse transtorno de outro jeito e percebo a importância da dedicação dos meus pais no meu desenvolvimento. É isso o que desejo para todos os leitores deste livro: que consigam adquirir e aplicar os conhecimentos necessários para lidar com crianças diagnosticadas com o TOD.

Para as pessoas que lerem o livro, saibam que ele é fruto do intenso e dedicado trabalho dos meus pais, pois é somente por meio do empenho e de grandes ideias que todas as coisas crescem e se desenvolvem. O entendimento de transtornos só é possível a partir de dedicação e envolvimento, e eu espero que vocês, leitores, possam ter essa compreensão.

Gustavo Dias Brites,
filho de Luciana e dr. Clay Brites

INTRODUÇÃO

Sempre que o nosso comportamento causa prejuízos sociais, afetivos, acadêmicos ou profissionais, devemos nos preocupar e tomar medidas que reduzam o seu impacto negativo em nossa vida e na vida de nossos pares. Ações impensadas, agressivas, que desconsideram suas consequências e chegam a desprezar os sentimentos dos outros ou de determinados grupos sociais podem ser sinal de um distúrbio de comportamento.

De modo simplificado, podemos dividir esses distúrbios de comportamento em dois tipos: internalizantes e externalizantes. Comportamentos internalizantes são aqueles observados em pessoas com excessiva tendência a isolamento, com queixas frequentes de dores e problemas corporais, ansiedade e sintomas depressivos. Comportamentos externalizantes são vistos em pessoas que não gostam de seguir regras e agem com agressividade. Na literatura médica, há várias condições neurológicas e psiquiátricas que podem levar crianças e adolescentes a uma ou outra dessas características. Além disso, há o indivíduo que tem reações descontroladas e que desorganiza seu ambiente de vida exatamente porque se encontra com um transtorno externalizante. Nesse caso, chamamos de **transtorno de comportamento disruptivo**.

Um exemplo de transtorno disruptivo é o **Transtorno Opositivo-Desafiador (TOD)**. O TOD é caracterizado por um perfil excessivo, rígido, de desobediência, hostilidade e ameaça, que ocasiona sérios problemas ligados ao modo como a criança ou o adolescente reage aos processos rotineiros e disciplinares do cotidiano. Esses jovens discutem excessivamente com adultos ou autoridades, não assumem as responsabilidades de seus atos, incomodam de maneira sistemática quem convive ao seu redor e respondem quase sempre de modo inadequado e ríspido se contrariados. É possível perceber logo nos primeiros anos de vida da criança um comportamento muito irritado, reativo e impaciente. O conceito de transtorno disruptivo foi concebido há quase cinquenta anos, mas hoje está mais bem descrito em razão de suas evidências clínicas, psicológicas e neurobiológicas.

Se não tratado, esse transtorno pode levar, a longo prazo, a severos problemas de inserção social, desagregação familiar e evasão escolar, podendo desaguar em um contexto de delinquência, drogadição e distúrbios de conduta. Estudos recentes[1] com maior número de participantes e com o envolvimento de centros de pesquisa têm revelado crescentes custos sociais, dispêndios públicos e desvios imprevisíveis de investimento para corrigir perdas de patrimônios ou de vidas humanas causadas diretamente por pessoas com esse comportamento (os gastos são dez vezes maiores e a taxa de mortalidade é duas a três vezes mais elevada nessa população em decorrência da exposição a violência física, a conflitos, traumas e abusos de drogas). Quantas vezes nos deparamos na TV ou nas ruas com jovens de temperamento explosivo que não aceitam nenhum tipo de negociação ou recuo para apaziguar os ânimos e acabam sendo agentes de desestabilização social?

---

1 Scott *et al.* (2017).

O TOD É CARACTERIZADO POR UM PERFIL EXCESSIVO, RÍGIDO, DE DESOBEDIÊNCIA, HOSTILIDADE E AMEAÇA, QUE OCASIONA SÉRIOS PROBLEMAS LIGADOS AO MODO COMO A CRIANÇA OU O ADOLESCENTE REAGE AOS PROCESSOS ROTINEIROS E DISCIPLINARES DO COTIDIANO.

Mesmo sendo considerada uma condição clínica única e bem descrita isoladamente, o TOD pode, na maioria das vezes, associar-se ao transtorno do déficit de atenção com hiperatividade (TDAH), ao autismo, ao transtorno de conduta e ao transtorno bipolar, tanto clínica como evolutivamente. A presença de alguns ou de todos esses transtornos agrava os sintomas do TOD e pode solapar a vida afetiva, social e escolar de seu portador.

Os jovens com TOD buscam mais serviços médicos psiquiátricos ou neuropediátricos e têm predisposição para desenvolver comportamentos que levam a internações, seja por acidentes, seja por lesões causadas por conflitos violentos. Além disso, estão mais expostos ao abandono afetivo e à baixa autoestima e a quadros depressivos ou de ansiedade generalizada.

O TOD ocorre entre 1% e 11% da população – em média, 6% das crianças e adolescentes – e é mais comum em meninos, em uma proporção de 3 a 9 meninos para 1 menina. Em geral, aparece na fase pré-escolar, inicialmente dentro de seu lar, ou até o início da adolescência, podendo ser facilmente percebido nos grupos sociais em que está inserido. Sem tratamento, é maior o risco de delinquência, transtorno de ansiedade, depressão e suicídio.

Nas escolas e nos ambientes familiares, crianças e adolescentes com esse perfil reativo costumam sofrer com rótulos como "ovelha negra", "filho que mais dá trabalho", "fonte das maiores dores de cabeça" e outros estereótipos comuns. São marcados por comentários depreciativos que sugerem sempre um tipo de pessoa difícil, e acabam sendo, muitas vezes, responsabilizados pelas eventuais desavenças ou separações. No consultório, é evidente a decepção, o desprezo e o cansaço no semblante dos pais ao se referirem ao filho "problemático". Não raramente, esses pais declaram abertamente que não aguentam mais a convivência com o filho e que prefeririam deixá-lo com seus avós ou outros

**ESTE LIVRO TEM
A FINALIDADE DE
APRESENTAR E
EXPLICAR DE FORMA
SIMPLES E DIDÁTICA
ESSE TRANSTORNO
NEUROPSIQUIÁTRICO QUE
VEM PREOCUPANDO
ESPECIALISTAS E
MOTIVANDO PAIS
E INSTITUIÇÕES A
BUSCAREM AJUDA.**

cuidadores. Com frequência, os pais sentem-se incompetentes e são considerados fracos, sem autoridade e são criticados, tanto por parte do restante da família como no ambiente escolar. Quando são filhos adotivos, os pais ensejam devolvê-los e revelam enorme arrependimento de tê-los assumido.

A forma como esses jovens lidam com imposições sociais, institucionais, regras e com as autoridades de casa e de fora resulta, infelizmente, na fragmentação das relações, na perda de vínculos afetivos e no constante conflito nos ambientes em que estão inseridos. Com o tempo, os cuidadores relatam que pedir algo a eles é um sofrimento sem fim: *Será que ele vai me agredir?*, *Quando peço que ele faça algo, parece que o mundo vai acabar e tenho medo, doutor*, e, pior, *Não tenho tido paz e calma em minha casa há muito tempo.*

A paz vai mesmo embora? Lamentavelmente, sim. Muitos já declararam que evitam chegar cedo em casa para não ter que se deparar com brigas ou ter que "bater de frente" com seu filho opositor – e, nesse contexto, essa conduta é muito triste, uma vez que o lar, em geral, representa o porto seguro de cada um, o local em que podemos viver da melhor forma e com poucas preocupações.

Pessoas com TOD podem pôr a perder todo o alicerce construído por seus pais e transformar o pretenso céu doméstico em um inferno. Nesse contexto, entretanto, é importante salientar que muitas vezes são os cuidadores e/ou pais que ajudaram a "desenvolver" esse comportamento no filho e que as primeiras medidas para reverter tal panorama estão em rever seus modos de educar.

Este livro tem a finalidade de apresentar e explicar de maneira simples e didática esse transtorno neuropsiquiátrico que vem preocupando especialistas e motivando muitos pais e instituições escolares a se debruçar sobre o que ele significa e a aprender a conduzi-lo nos mais diversos ambientes. A presença cada vez mais marcante e recorrente de pessoas com problemas de comportamento compatíveis com TOD vem alertando para a necessidade de mais conhecimento e criação de estratégias tanto preventivas como terapêuticas para minimizar o impacto e reduzir os efeitos na subjetividade daquele que o tem e também nas pessoas que o rodeiam.

A FORMA COMO ESSES JOVENS LIDAM COM IMPOSIÇÕES SOCIAIS, INSTITUCIONAIS, REGRAS E COM AS AUTORIDADES DE CASA E DE FORA RESULTA, INFELIZMENTE, NA FRAGMENTAÇÃO DAS RELAÇÕES, NA PERDA DE VÍNCULOS AFETIVOS E NO CONSTANTE CONFLITO NOS AMBIENTES EM QUE ESTÃO INSERIDOS.

1. A HISTÓRIA DO TOD

*O conceito dos **transtornos de comportamento disruptivo** em crianças e adolescentes foi proposto pela primeira vez na segunda edição do Manual diagnóstico e estatístico de transtornos mentais, o DSM-II, publicada em 1972. Naquela ocasião, poucas linhas foram destinadas a descrevê-los, pois pouco se sabia e não haviam tantas pesquisas.*

O TOD foi listado pela primeira vez como um transtorno em 1980 no DSM-III. Quase imediatamente surgiram questões sobre a definição do distúrbio. Muitos questionaram se ele não era apenas um nome para um mau comportamento. Outros sugeriram que o TOD era, na verdade, apenas uma forma leve de um transtorno de conduta (TC). Revisões foram feitas entre 1987 e 1994 para tentar responder a esses questionamentos. As primeiras revisões da definição esclareceram que o TOD é um distúrbio separado do TC. Os sintomas do TOD são considerados menos agressivos que o TC, e pesquisas atuais estão começando a mostrar que o TOD pode ser, sim, um **precursor** do TC em alguns casos.[2]

---

2 Rowe *et al.* (2005).

Muitas pesquisas[3] foram feitas sobre esses distúrbios e outros transtornos comportamentais antissociais por Benjamin Lahey, Rolf Loeber e Paul Frick. Suas descobertas e estudos de outros pesquisadores contribuíram para os esclarecimentos da definição do TOD ao longo dos anos. Embora o TOD tenha se tornado amplamente aceito como um transtorno, as questões sobre os sintomas, bem como a sua frequência e gravidade, têm afetado a definição.

Publicado em 2013, o novo DSM-5 contém várias atualizações sobre o diagnóstico de TOD. Primeiramente, os sintomas são agrupados em três categorias: vingativa, humor irritado/irritável e comportamento argumentativo/desafiador. Isso foi adicionado para abordar o fato de que essa reação é tanto comportamental como emocional. Outra atualização fornece informações sobre a frequência dos comportamentos sintomáticos, as quais devem ajudar os médicos a diagnosticar comportamentos infantis sintomáticos do TOD. Além disso, foi adicionada uma classificação de gravidade para auxiliar os médicos a analisar a gravidade do distúrbio em diferentes contextos. Com essa atualização, o TOD passou a ser mais bem compreendido e encarado como uma condição oriunda de problemas de autorregulação ou autocontrole emocional frente a adversidades e imposições de autoridades ou de regras preestabelecidas.

---

3 Frick *et al* (1992).

O TOD É ENCARADO COMO UMA CONDIÇÃO ORIUNDA DE PROBLEMAS DE AUTORREGULAÇÃO OU AUTOCONTROLE EMOCIONAL FRENTE A ADVERSIDADES E IMPOSIÇÕES DE AUTORIDADES OU DE REGRAS PREESTABELECIDAS.

2. O CÉREBRO NO TOD

Por muito tempo, acreditou-se que comportamentos opositores fossem reações mal-educadas, intencionalmente provocadas por crianças ou adolescentes desprovidos de limites ou de estrutura familiar. No entanto, ao se depararem com famílias que buscaram ajuda em consultórios médicos e com as crescentes ondas de queixas que começaram a inundar as escolas, muitos pesquisadores e médicos começaram a suspeitar que pudessem existir pessoas que não conseguiam lidar com mínimas frustrações por inabilidade inata ou por apresentarem temperamento negativo ou explosivo desde tenra idade.

Essas crianças apresentavam tendência a serem excessivamente reativas, desencadeavam nos seus pares de mesma idade repulsa ou evitação e davam constantes aborrecimentos aos seus pais ou cuidadores em reuniões sociais, a ponto de motivar restrições para saírem de casa.

Outra evidência era a familiar. Muitos pais tinham temperamento semelhante ou apresentavam transtornos de humor ou histórico de TDAH e transtorno de conduta, levando a crer que poderia existir um problema na estrutura ou no funcionamento cerebral do indivíduo com TOD.

Muitas dessas crianças respondiam muito bem a tratamentos farmacológicos com estabilizadores de humor ou antipsicóticos, expondo, assim, uma resposta positiva a recursos bioquímicos. Então, teria o TOD uma explicação ou causa enraizada na estrutura do cérebro?

Bem, antes é importante fazer alguns esclarecimentos. A intensidade de cada comportamento varia levemente de pessoa para pessoa e de grupos populacionais para grupos populacionais, obedecendo ao seguinte padrão: a maioria da população teria um perfil de bom funcionamento no cotidiano; uma minoria, em um extremo, apresentaria um perfil muito resiliente; e, em outro extremo, uma minoria com um perfil bastante disfuncional ou antissocial. Os indivíduos deste último grupo apresentam **traços ou sintomas de insensibilidade e de afetividade restrita ou pobre** ou, em inglês, callous and unemotional traits (CUT). São crianças maiores e adolescentes que não têm empatia, não se preocupam com os outros, não sentem culpa ou remorso, são indiferentes ao sofrimento dos outros, com reações constritas, frias, e tendem a manter distanciamento, mesmo presenciando momentos de tensão entre pessoas, o que costuma ser desestabilizador para qualquer um. Além de poderem futuramente apresentar TOD, esses jovens podem evoluir para padrões de comportamento agressivo, explosivo e até transtorno de personalidade antissocial.

Todas essas informações direcionaram as pesquisas a investigar os possíveis fatores neurobiológicos relacionados a comportamentos opositivo-desafiadores. Estudos amplos em TOD com grande quantidade de pessoas e observação prolongada têm sido desenvolvidos por guias clínicos e protocolos de agências governamentais. Em um livro sobre os aspectos neurológicos do cérebro de pessoas com TOD, publicado em 2015, Efferson e Glenn[4] expuseram várias pesquisas que demonstraram diferenças no funcionamento cerebral de indivíduos com TOD em comparação com pessoas típicas

---

4 Efferson e Glenn (2015).

ou pessoas com TDAH. As diferenças mostram alterações regionais de volume cerebral e ritmo funcional de estruturas ligadas ao reconhecimento das emoções humanas e sentimento de empatia, como a amígdala, a ínsula e o hipocampo.

Na **Figura 1** a seguir, é possível verificar quais são as áreas cerebrais envolvidas na autorregulação do comportamento no TOD:

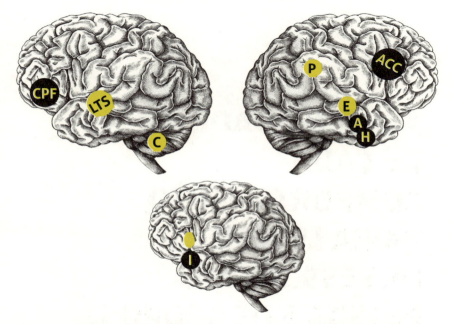

FIGURA 1: Córtex pré-frontal (CPF); lobo temporal superior (LTS); cerebelo (C); ínsula (I); precúneo (P); giro cingulado anterior (ACC); estriado (E); amígdala (A) e hipocampo (H).

E, para que você possa entender e diferenciar essas áreas, elaboramos uma tabela com as suas principais funcionalidades no corpo humano (Tabela 1).

**A INTENSIDADE
DE CADA
COMPORTAMENTO
VARIA LEVEMENTE
DE PESSOA PARA
PESSOA E DE GRUPOS
POPULACIONAIS PARA
GRUPOS POPULACIONAIS.**

Áreas cerebrais envolvidas	Funções específicas
Córtex pré-frontal (CPF)	Coordena os tipos de resposta que você terá em caso de ameaça, conflito ou medo.
Giro cingulado anterior (ACC)	Coordena nosso temperamento e nossa motivação quando precisamos reagir a diferentes situações.
Amígdala (A)	Estimula o cérebro a reagir rapidamente a uma situação de medo, ameaça ou raiva.
Hipocampo (H)	Coordena a memorização de partes emocionais que acontecem no dia a dia do indivíduo.
Ínsula (I)	É responsável pela empatia, ou seja, pela habilidade de colocar-se no lugar do próximo quando estamos diante de situações adversas.
Estriado (E)	É responsável por formar hábitos recorrentes; ou seja, quando você faz algo, como tomar café da manhã, o estriado faz desta ação um hábito recorrente e, assim, permite a repetição de ações sem ser necessário o "pensamento".
Lobo temporal superior (LTS)	Memoriza linguagens e partes de informações ligadas às nossas emoções.
Precúneo (P)	Desliga a nossa atenção de uma imagem ou alvo e retoma essa interação em outra situação.
Cerebelo (C)	É responsável pela integração de dados da linguagem e da orientação, ajudando a automatizar respostas.

TABELA 1: Áreas cerebrais envolvidas e suas funções específicas

Outras alterações de volume foram descritas na região pré-frontal e temporal e no giro cingulado anterior, responsáveis pela atenção aos erros, regulação emocional e acesso rápido para avaliar saliências emocionais e planejar respostas com inibição de reações agressivas. Essas regiões são conhecidas como **áreas executivas quentes do cérebro** (ou *hot EF*, em inglês), assim denominadas porque estão envolvidas no processamento organizado de nossas emoções, no controle de nosso temperamento e no direcionamento equilibrado de nossas expressões emocionais durante conflitos, más notícias, perdas ou fracassos, e alegrias. Também são responsáveis pela nossa capacidade de aumentar ou reduzir nosso esforço mental para cumprir tarefas e estabilizar nosso humor durante atividades chatas, longas ou indesejadas.

Alterações neurais e nas conexões entre a amígdala e o córtex pré-frontal foram bem documentadas, demonstrando que pode haver dificuldade em processar informações emocionais (que vêm da relação afetiva entre as pessoas) e transferir para a real avaliação dos sentimentos e das intenções sociais, além de dificuldade em como reagir e planejar uma resposta agradável ou comedida após ser exposto a algum conflito com outras pessoas. Também foram observadas disfunções no estriado e no precúneo, áreas em que normalmente se processam dados relacionados à capacidade de se perceber e de se conhecer melhor para saber como agir e como refletir antes de agir. Essas regiões são conhecidas como **áreas executivas cerebrais frias do cérebro** (ou *cold EF*, em inglês). O termo **frio** é utilizado pois essas regiões estão envolvidas nas habilidades de reconhecimento visual e linguístico de detalhes para a aprendizagem e para a memória, organização, planejamento, percepção de erros e imperfeições durante uma atividade em sequência etc.

Essas evidências sugerem que o TOD está relacionado a **alterações de atividade/intensidade amígdalo-insular-estriatal** e deficiência de conexões que envolvem as **áreas cerebrais de autorregulação tanto emocional como cognitiva** (Figura 2). Na prática, essas alterações significam que crianças e adolescentes com TOD sofrem de dois grandes problemas de disfunção cerebral: 1) inabilidade em se autocontrolar frente a frustrações e imposições de autoridade, inabilidade de aceitar com resiliência e temperamento positivo situações que envolvem adversidades sociais e desfavorecimento pessoal; e 2) dificuldade em tomar uma decisão eficiente e resiliente entre uma má conduta e julgar a consequente punição, levando a uma má conduta de destempero.

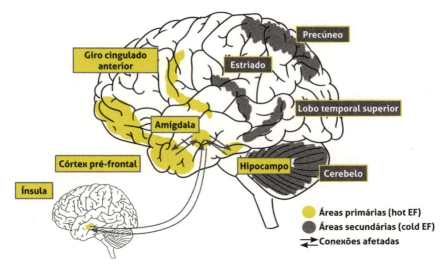

FIGURA 2: Áreas cerebrais primárias e secundárias e suas conexões associadas ao TOD

As alterações neurobiológicas descritas anteriormente são resultantes de fatores genéticos, ambientais e de déficits de cognição social. Esses processos podem ocorrer de maneira **sobreposta ou complementar na etapa do desenvolvimento infantil** e levam a um comportamento atípico socialmente e com respostas anormais e exageradas quando condicionados por autoridades afetivas ou institucionais (Figura 3).

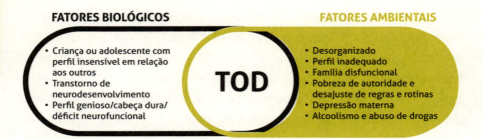

FIGURA 3: Fatores genéticos e ambientais que influenciam o aparecimento de comportamentos opositivo-desafiadores

Fatores genéticos

Como todo tipo de comportamento e de distúrbios ou transtornos de comportamento, o TOD é uma condição resultante de fatores genéticos e ambientais, mas com predomínio de fatores genéticos. A herdabilidade no TOD atinge 61%; ou seja, a cada 10 fatores que podem gerar TOD, 6 estão nos genes. O comportamento opositor-desafiador está associado à ação de vários genes; na genética, isso quer dizer **poligenia**, ou melhor, resultado de uma **herança poligênica**.

Desse modo, uma doença ou transtorno é resultante de vários genes que se relacionam entre si. Cada gene traz um "traço" de comportamento e, ao interagirem com outros que trazem outros "traços", levam a um conjunto variado de características em um mesmo transtorno, cada gene adicionando mais alterações aos outros genes. Em contato com o meio ambiente ou com o contexto em que esses genes estão vivendo, a variação aumenta ainda mais. Veja

O TOD É UMA CONDIÇÃO RESULTANTE DE FATORES GENÉTICOS E AMBIENTAIS, MAS COM PREDOMÍNIO DE FATORES GENÉTICOS.
A HERDABILIDADE NO TOD ATINGE 61%; OU SEJA, A CADA 10 FATORES QUE PODEM GERAR TOD, 6 ESTÃO NOS GENES.

a cor da pele: os genes podem levar a uma cor possível para a pele da pessoa, mas, dependendo de onde ela vive, a intensidade pode ser mais forte ou mais suave.

Com o avanço da neurociência e da genética, foi possível determinar por meio de pesquisas que existem genes intimamente associados ao TOD e que este ocorre mais em pessoas do sexo masculino. Os genes também aparecem em populações com TDAH e TC, reafirmando a ampla correlação do TOD com essas condições. Esses genes também estão presentes no mapeamento de indivíduos com perfil impulsivo e agressivo, e muitos trabalhos têm ampliado pesquisas e amostragens para poder descrever melhor a vulnerabilidade de pessoas desenvolverem TOD nos casos em que o mesmo gene aparece nas pessoas agressivas e nas que têm ou terão TOD.

Fatores ambientais

Apesar do predomínio de fatores genéticos, no TOD é marcante a influência decisiva de ocorrências negativas nas relações da criança com seus pares, figuras de autoridade, atores afetivos (cuidadores e influenciadores). Com frequência, os sintomas começam após os 4 anos de idade, com ápice entre os 6 e os 7 anos, e, se nada for feito, avançam dos 8 aos 10 anos com explosão insuportável na pré-adolescência e adolescência, com grande possibilidade da persistência desses sintomas na fase adulta.

Pesquisas recentes, realizadas em centros de avaliação clínica em diversos países com o apoio de protocolos e consórcios com grande número de pacientes reunidos, vêm demonstrando que vários fatores ambientais estão associados ao desenvolvimento do TOD: famílias disfuncionais, perfis específicos de condução educacional pelos pais e cuidadores que podem abranger depressão materna, alcoolismo e/ou utilização de drogas, má qualidade no cuidado em momentos sensíveis da criança, pobreza de autoridade, ausência de padrão de regras e rotinas, histórico de prematuridade e baixo peso ao nascer. Somam-se a esses fatores pobreza, baixa renda e disparidades socioculturais.

Famílias disfuncionais são aquelas em que o clima de estabilidade é raro e há sensação de falta de segurança e pouca previsibilidade. Como regra, reina o conflito, a desordem de ações, a ausência de autoridade regular, e os responsáveis vivem excessivamente preocupados com outras coisas e deixam a criança em segundo plano. Podemos mencionar também os ambientes em que crianças, antes de serem definitivamente adotadas, passam por instituições, lares provisórios ou ficam sob custódia do Estado por tempo indeterminado, resultando na ausência de um futuro afetivo definido.

É necessário ressaltar, porém, que nem toda forma de educar ou cuidar de uma criança é psicologicamente saudável. Ter uma mãe e um pai não é garantia de afeto positivo ou lastro para a certeza de que uma criança crescerá e se desenvolverá com plena sanidade mental e cognitiva. Além disso, nem todo mundo tem vocação para ter filhos ou criar alguém, e há crianças que, desde muito pequenas, são naturalmente irritadas, geniosas e teimosas.

Cuidadores muito permissivos ou divergentes – um que é "bonzinho" contrastando com outro – acabam construindo uma dinâmica familiar em que ninguém manda em ninguém e, na esteira dos desacordos entre os pais, a criança acaba mandando em todos e em tudo. O mesmo ocorre se um terceiro adulto entra em cena e faz tudo o que a criança quer, a exemplo de avós, tios, padrinhos. Pais ou mães extremamente punitivos, ansiosos ou depressivos costumam sentir muita culpa e apresentam pouca energia mental e engajamento para cuidar da criança, educá-la e monitorá-la e, além disso, podem sentir dó dela, fazendo suas vontades com excesso de

O CUIDADOR DEVE SABER LIDAR COM MOMENTOS DE INSTABILIDADE CIRCUNSTANCIAL E MEDIAR COM RESILIÊNCIA E AFETO SITUAÇÕES GERADORAS DE DESARRANJO EMOCIONAL.

permissividade. As consequências disso são crianças irritadas, explosivas, egocêntricas em excesso, com temperamento impaciente e, por conseguinte, com TOD.

O cuidador deve saber lidar com momentos de instabilidade circunstancial (quedas, lesões por outras crianças, doenças e vulnerabilidade) e mediar com resiliência e afeto situações geradoras de desarranjo emocional. Isso tem papel essencial no desenvolvimento dos mecanismos de autorregulação emocional e cognitivo da criança. Durante o desenvolvimento infantil, o cérebro está em um estado de imaturidade e poucas ramificações foram consolidadas, as quais estão à espera de experiências que vão ajudar a modular e remodelar, ora inibindo, ora excitando conexões em construção. Se o cuidador é inadequado, inconsistente e/ou insensível, qual será o provável resultado? Nesse processo, é importante conhecer as relações de apego entre quem cuida e a criança que é cuidada.

O apego é um sistema comportamental organizado com vínculo afetivo duradouro entre a criança e seu cuidador que serve para proporcionar, de maneira emocionalmente equilibrada, meios adequados de se adaptar ao ambiente, sobreviver com bem-estar, proteger e dar a devida segurança com o intuito de permitir que a criança explore o ambiente. Ele se inicia em torno dos 6 meses de idade e se consolida até 1 ano, estando em construção até os 3 anos. A formação do apego durante o desenvolvimento foi estudada pelo psicólogo e psiquiatra britânico John Bowlby e pela psicóloga estadunidense Mary Ainsworth, e os primórdios de sua estruturação foram descritos pelas diferenças observadas no choro, nos sorrisos, nas vocalizações e no uso que a criança faz de sua mãe como base de segurança. Os pesquisadores dividiram a relação baseada no apego em três tipos:

1. **Seguro**: o cuidador está disponível e inspira segurança para a criança, pois monitora seu espaço e resolve momentos ruins com sensibilidade e carinho. A criança fica livre para explorar o ambiente com coragem.
2. **Inseguro-ambivalente**: a criança tem uma atitude ora de proximidade com o cuidador, ora de resistência ao contato. Essa oscilação leva a angústia perante o sentimento de rejeição e a ansiedade de separação. Assim, a criança passa a maior parte do tempo vigiando o cuidador e com medo de perder sua figura.
3. **Inseguro-evitativo**: a criança não busca muita proximidade e interação durante as atividades com o cuidador e, portanto, não fica aflita com a sua ausência e pode mostrar conflito entre aproximação e evitação, parando e se retraindo. Pode ficar mais confortável com um estranho e tende a ser mais independente, podendo se tornar pouco acessível na tentativa de contato do cuidador.

O apego pode ajudar a arquitetar na criança a capacidade de **antecipação** nos processos de interação com o cuidador e com as pessoas. Na criança **segura**, há procura pelo conforto e ela utiliza a figura do cuidador como base segura ao ficar longe. A criança com **apego evitativo** (por ser evitado) vive com a sensação de ser rejeitada e evita, assim, a figura do cuidador para reduzir o conflito ou novas frustrações. Na de apego **ambivalente**, a incerteza quanto a ser aceita pelo cuidador leva a uma raiva resistente e ao comportamento passivo para aumentar a proximidade com a figura de apego. O resultado dessas complexas relações na díade cuidador-filho e de como a criança se estrutura e se desenvolve implicará uma formação psicológica normal ou doentia. Essa arquitetura, boa ou ruim, alicerçará seu padrão de comportamento típico ao longo da vida.

Entretanto, há crianças que não se enquadram nesses três perfis de apego e podem, como foi descrito mais tardiamente pela psicóloga estadunidense Mary Main[5], apresentar uma enorme incapacidade de definir claramente uma resposta frente ao cuidador, reagindo com ações contraditórias, conflituosas, atitudes ora de desejo de aproximação, ora de distanciamento, e, consequentemente, atingindo a total falta de orientação quanto ao ambiente. Assustam-se facilmente e assustam o cuidador, ficando incapacitadas de usar estratégias em situações instáveis ou sensíveis da vida, ou seja, elas **não sabem se antecipar**. O cuidador, por sua vez, pode ter atitudes dissociadas, ou seja, intencionalmente direcionadas a não dar o devido suporte afetivo, e ambos podem revelar comportamentos desestruturados. Main chamou esse tipo de apego de **desorganizado**, cujo cuidador é considerado **atípico**. O resultado é uma criança com problemas de autorregulação para controlar seu temperamento frente a demandas sociais e **com comportamentos disruptivos**.

---

5 Main e Solomon (1986).

O APEGO É UM SISTEMA COMPORTAMENTAL ORGANIZADO COM VÍNCULO AFETIVO DURADOURO QUE SERVE PARA PROPORCIONAR MEIOS ADEQUADOS DE SE ADAPTAR AO AMBIENTE, SOBREVIVER COM BEM-ESTAR, PROTEGER E DAR A DEVIDA SEGURANÇA COM O INTUITO DE PERMITIR QUE A CRIANÇA EXPLORE O AMBIENTE.

3. IDENTIFICANDO O TOD

Como toda e qualquer entidade clínica e comportamental, o diagnóstico do TOD não depende de exames de laboratório, de imagem ou de testes genéticos, mas, sim, de observação dos pacientes nos mais diversos ambientes e em contato com amigos, instituições e familiares. Conhecer bem o transtorno é muito importante, pois ele somente passa a ser real quando sua dimensão toma uma intensidade e frequência de fato destrutiva, que leva a prejuízos enormes na relação entre a criança afetada e sua família.

Há que se ressaltar, contudo, que birras e situações que levam a criança a ficar emburrada não significam necessariamente a presença do TOD, pois, em determinadas idades e contextos, esses comportamentos são esperados e podem ser administrados muito bem por meio de medidas educacionais simples. Nesse sentido, os pais devem ser cautelosos e não devem considerar qualquer sinal de teimosia ou resistência às regras como uma doença ou um desvio de comportamento, pois muitas crianças são imaturas e ainda não conseguem agir de maneira empática ao lidar com contrariedades, precisando apenas aprender a responder de modo adaptado e adequado de acordo com as expectativas de terceiros. Crianças que não dormem direito ou que vivem hospitalizadas em razão de doenças crônicas também podem se comportar assim.

Não é à toa que o atendimento desses pacientes e a observação histórica dos problemas gerados por jovens que apresentam quadros opositores foram acumulando registros e pesquisas acerca do porquê de eles agirem assim. As constatações foram sendo estudadas e começou-se a observar que havia um padrão que se repetia na população com quadro clínico próprio e, muitas vezes, sem uma explicação que o justificasse. Para fazer o diagnóstico, existem pesquisas que sinalizam comportamentos que ajudam os pais a avaliar se o filho tem risco elevado de ter TOD e, com o tempo e o intuito de orientar e guiar a avaliação médica, foram estruturados critérios clínicos.

Usando os critérios diagnósticos do DSM-5

Um dos parâmetros mais importantes para descobrir se uma criança tem TOD é a quinta edição do *Manual diagnóstico e estatístico de transtornos mentais* (DSM-5). É um manual criado pela Academia Americana de Psiquiatria (APA) que descreve diversos desvios de comportamento e que periodicamente passa por atualizações resultantes de pesquisas baseadas em evidências científicas. No DSM-5, o TOD é descrito como uma condição que leva a recorrentes reações irritadas e raivosas de humor, comportamentos excessivamente questionadores e desafiadores e a presença de índole vingativa. Essas três características devem durar **pelo menos seis meses** e evidenciar no mínimo quatro dos oito sintomas apresentados a seguir durante a interação com pelo menos uma pessoa (exceto o irmão ou a irmã). Em cada um dos três sintomas há a descrição de itens de comportamento divididos em critérios A, B e C:

A. Um padrão de humor raivoso/irritável, de comportamento questionador/desafiante ou índole vingativa com duração

CONHECER BEM O TRANSTORNO É MUITO IMPORTANTE, POIS ELE SOMENTE PASSA A SER REAL QUANDO SUA DIMENSÃO TOMA UMA INTENSIDADE E FREQUÊNCIA REALMENTE DESTRUTIVA, QUE LEVA A PREJUÍZOS ENORMES NA RELAÇÃO ENTRE A CRIANÇA AFETADA E SUA FAMÍLIA.

de pelo menos seis meses, como evidenciado por pelo menos quatro sintomas de qualquer das categorias seguintes e exibido na interação com pelo menos um indivíduo que não seja um irmão:

HUMOR RAIVOSO/IRRITÁVEL
1. Perde a calma.
2. É sensível ou facilmente incomodado.
3. É raivoso e ressentido.

COMPORTAMENTO QUESTIONADOR/DESAFIANTE
4. Questiona figuras de autoridade ou, no caso de crianças e adolescentes, adultos.
5. Desafia de maneira acintosa ou se recusa a obedecer a regras ou pedidos de figuras de autoridade.
6. Incomoda deliberadamente outras pessoas.
7. Culpa outros por seus erros ou mau comportamento.

ÍNDOLE VINGATIVA
8. Foi malvado ou vingativo pelo menos duas vezes nos últimos seis meses.

Nota: A persistência e a frequência desses comportamentos devem ser utilizadas para fazer a distinção entre um comportamento dentro dos limites normais e um comportamento sintomático. No caso de crianças de até 5 anos de idade, o comportamento deve ocorrer na maioria dos dias durante um período mínimo de seis meses, exceto se explicitado de outro modo. No caso de crianças com 5 anos ou mais, o comportamento deve ocorrer pelo menos uma vez por semana durante no mínimo seis meses, exceto se explicitado de outro modo. Embora tais critérios de frequência sirvam de orientação

OS PAIS DEVEM SER CAUTELOSOS E NÃO DEVEM CONSIDERAR QUALQUER SINAL DE TEIMOSIA OU RESISTÊNCIA ÀS REGRAS COMO UMA DOENÇA OU UM DESVIO DE COMPORTAMENTO.

quanto a um nível mínimo de frequência para definir os sintomas, outros fatores também devem ser considerados, por exemplo, se a frequência e a intensidade dos comportamentos estão fora de uma faixa considerada normal para o nível de desenvolvimento, para o gênero e para a cultura do indivíduo.

B. Perturbação associada ao sofrimento tanto do indivíduo como dos demais a sua volta nos mais diversos contextos sociais imediatos (por exemplo: família, grupo de pares, ou seja, pessoas de mesma idade ou grupo de convívio social, e colegas de trabalho) ou evidência de impactos negativos no funcionamento social, educacional, profissional ou de outras áreas importantes da vida do indivíduo.

C. Os comportamentos não ocorrem exclusivamente durante o curso de um transtorno psicótico (por uso de substância), depressivo ou bipolar. Além disso, os critérios para transtorno disruptivo da desregulação do humor não são preenchidos.

Depois do diagnóstico de TOD, devemos especificar a gravidade atual dos sintomas:

- **Leve:** os sintomas limitam-se a apenas um ambiente (por exemplo: em casa, na escola, no trabalho ou com os colegas).
- **Moderada**: alguns sintomas estão presentes em pelo menos dois ambientes.
- **Grave:** alguns sintomas estão presentes em três ou mais ambientes.

Muitas vezes, indivíduos com TOD apresentam sintomas somente em casa e na presença de membros da família. No entanto, a difusão dos sintomas é um indicador da gravidade do transtor-

MUITAS VEZES, INDIVÍDUOS COM TOD APRESENTAM SINTOMAS SOMENTE EM CASA E NA PRESENÇA DE MEMBROS DA FAMÍLIA. NO ENTANTO, A DIFUSÃO DOS SINTOMAS É UM INDICADOR DA GRAVIDADE DO TRANSTORNO.
....

no, ou seja, quando acontecem em todos os ambientes em que a pessoa vive.

Considerando os critérios do DSM-5 e o DSM-IV, publicado em 1994, é possível entender por que é difícil para pais e cuidadores notarem rapidamente os sintomas e se sentirem seguros para suspeitar da existência do TOD. Para simplificar, oferecemos a seguir questões baseadas em evidências e pesquisas para avaliar a probabilidade de seu filho ou sua filha ter o transtorno.

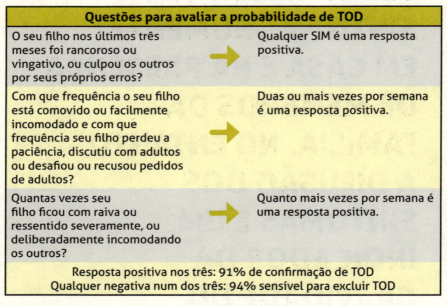

Questões para avaliar a probabilidade de TOD	
O seu filho nos últimos três meses foi rancoroso ou vingativo, ou culpou os outros por seus próprios erros?	Qualquer SIM é uma resposta positiva.
Com que frequência o seu filho está comovido ou facilmente incomodado e com que frequência seu filho perdeu a paciência, discutiu com adultos ou desafiou ou recusou pedidos de adultos?	Duas ou mais vezes por semana é uma resposta positiva.
Quantas vezes seu filho ficou com raiva ou ressentido severamente, ou deliberadamente incomodando os outros?	Quanto mais vezes por semana é uma resposta positiva.
Resposta positiva nos três: 91% de confirmação de TOD Qualquer negativa num dos três: 94% sensível para excluir TOD	

TABELA 2: Perguntas para verificar o risco de seu filho ser um jovem com TOD[6].

Considerações importantes do comportamento

Crianças com TOD frequentemente perdem a calma, são muito sensíveis, incomodam-se com facilidade quando contrariadas ou

6 Angold e Costello (1996).

frustradas, e suas reações costumam ser raivosas, ressentidas e difíceis de serem dissipadas. Comumente, questionam figuras de autoridade e adultos e se recusam a aceitar pedidos ou ordens, mesmo que o resultado do pedido seja positivo. Têm uma personalidade que incomoda os outros, uma vez que não assumem seus erros nem suas responsabilidades. Essas crianças costumam interpretar negativamente as intenções dos outros como se estes servissem apenas para criticar ou prejudicar, são menos sensíveis à possibilidade de punição e demoram muito para se acalmar nos momentos de recuo ou de frustração, apresentando sinais de melancolia e baixa autoestima.

Em muitos casos, também são vingativas. É importante definir alguns padrões que são aceitáveis de acordo com a idade, a cultura e o perfil da família. Para crianças que apresentam o transtorno e que estão abaixo dos 5 anos de idade, esse perfil vingativo deve ocorrer na maioria dos dias em um período de seis meses. Acima de 5 anos, deve ocorrer pelo menos uma vez por semana. Essa diferença de critérios é importante, pois revela que a imaturidade da criança deve ser sempre considerada antes de se avaliar se há ou não anormalidade de comportamento.

Também é importante ressaltar que esses sintomas devem incomodar excessivamente e desarticular grupos, famílias, amigos e instituições. Essa é uma das premissas para pessoas que têm o TOD. O impacto no seu funcionamento social, acadêmico, afetivo e interpessoal é negativo e, como comentado anteriormente, os sintomas podem se limitar a apenas um ambiente ou ocorrer em vários, sendo esse o critério para definição da gravidade. As reações nas mais diversas situações podem ser agressivas, destruindo objetos, brinquedos, machucando pessoas e outras crianças e afetando a vida daqueles à sua volta.

O TOD TEM DIFERENTES CARACTERÍSTICAS QUANDO OCORRE NO SEXO FEMININO, OS SINTOMAS PODEM SER MAIS SUTIS, ENCOBERTOS, COM MANIFESTAÇÕES MAIS DIRECIONADAS A EXCLUIR SEUS AMIGOS OU PESSOAS DE SUA FAMÍLIA.

Para os profissionais que avaliarão a criança, é imprescindível verificar com detalhes durante a entrevista com os pais ou cuidadores como é a dinâmica familiar, como os pais se comportam e como é conduzida a educação dos filhos, checando o estilo de criação, se há divergências de opiniões e de personalidades (rígido e permissivo), se há terceirização da educação, se há comportamentos similares entre familiares e se há uso de drogas ou prática de violência no dia a dia.

Outros fatores que devem ser considerados ao se avaliar uma criança com suspeita de TOD é a idade e o sexo, também é preciso verificar a intensidade do transtorno e seus subtipos, como será explicado a seguir.

O TOD tem diferentes características quando ocorre no **sexo feminino**. Ao contrário do que acontece nos meninos, nas meninas os sintomas podem ser mais sutis, encobertos, com manifestações mais direcionadas a excluir seus amigos ou pessoas de sua família. Elas tendem a agir de maneira sorrateira, expondo as pessoas a algum tipo de vergonha e de constrangimento, com uso de termos e palavras carregadas de humilhação e com a intenção de expor os outros ao julgamento social. Além disso, os sintomas de TOD podem ser sinais antecipatórios de transtornos de ansiedade e de episódios depressivos.

Embora seja frequentemente descrito e relatado em crianças e adolescentes, o TOD pode manifestar-se também em **adultos**. Nessa fase da vida, o TOD é evidenciado quando o adulto tem o hábito de questionar demais e pôr em dúvida as ações dos outros, gerando conflitos dentro do seio familiar e no trabalho. O adulto com TOD expõe e envergonha os outros e se ressente em excesso. Fala para todos que é injustiçado e que ninguém o entende. Costuma envolver-se em brigas em lugares públicos e, muitas vezes, acaba sendo conduzido a delegacias. Suas reações são enraivecidas por motivos torpes, mesquinhos, e ele chega a dar murros em portas e no chão. Não raro, quando imagina que sua autoridade foi questionada, agride o cônjuge e seus filhos. No trabalho, vive reclamando das regras e dos chefes, faz brincadeiras com intenção de humilhar ou expor ao escárnio os outros e, em reuniões ou encontros de trabalho, costuma ter chiliques ou colapsos para chamar a atenção de quem o contraria.

Além dos graus ou intensidades descritos anteriormente, **o TOD pode ter subtipos**. Como é um transtorno que pode se apresentar em várias dimensões, é comum quadros mais leves e sutis apenas se expressarem com intensa irritabilidade e sem sintomas desafiadores ou vingativos. Outros podem não ter irritabilidade, mas, sim, os sintomas desafiadores e vingativos. Pesquisas têm demonstrado que cada subtipo pode resultar, a longo prazo, em outros problemas de comportamento diferentes. Naqueles em que predomina o irritativo, há um risco maior de evoluir para ansiedade e depressão. Em contrapartida, nos desafiadores/vingativos, pode acarretar problemas de conduta. Saber de qual perfil se trata pode ajudar na condução do tratamento, nas tomadas de decisão durante as terapias e alertar os cuidadores para maior vigilância, prevenindo filhos adolescentes de se envolver em circunstâncias que podem levá-los para a delinquência e o uso de drogas.[7]

Birra ou comportamento opositor?

As crianças, em sua condição mais imatura e por ainda estarem em fase de descobrimento de como se comunicar e se portar no convívio social, podem apresentar comportamentos que passam a impressão para nós, adultos, de que elas são opositoras e desafiadoras.

---

7 Aebi *et al.* (2016).

O TOD PODE MANIFESTAR-SE TAMBÉM EM ADULTOS. NESSA FASE DA VIDA, O TOD É EVIDENCIADO QUANDO O ADULTO TEM O HÁBITO DE QUESTIONAR DEMAIS E PÔR EM DÚVIDA AS AÇÕES DOS OUTROS, GERANDO CONFLITOS DENTRO DO SEIO FAMILIAR E NO TRABALHO.
....

Algumas atitudes de crianças entre 4 e 5 anos de idade podem causar estranhamento aos pais, como atos agressivos e choros profusos quando são impedidas de fazer o que querem ou de adquirir o que desejam. Estamos falando da famosa birra infantil. A birra infantil é caracterizada pelo choro forte associado à intensa irritação, com comportamentos agressivos – jogar-se no chão ou agredir a figura de autoridade em um descontrole que, em alguns momentos, progride e assusta. Em geral, ações que impedem situações prazerosas são as que desencadeiam esse tipo de comportamento. O constrangimento leva os pais a tentar acalmar a criança, porém muitos recuam e cedem ao desejo; outros mantêm a postura e continuam impondo a ordem inicial; e, por fim, alguns, acertadamente, ignoram a criança e "saem de cena", deixando-a sozinha e sem "plateia" para seu show, fazendo-a concluir que esse tipo de reação é inadequado e que existem outros meios mais empáticos e confortáveis de convencer e ser atendida.

A birra nada tem a ver com TOD (Tabela 3), sendo somente um modo imaturo de expressar frustração, e tende a diminuir com o passar do tempo e desaparecer até os 4 anos, dependendo de como os pais lidam com isso. Em geral, os alvos da birra infantil são adultos e figuras de autoridade, e não outras crianças de mesma idade e do mesmo convívio. Entretanto, pais que valorizam ou intensificam a sua ocorrência podem prolongar essas atitudes inadequadas. Fazer o que a criança quer para que ela pare logo só piora a situação. Ignorar e aguentar o choro é a receita mais recomendada, e a experiência mostra a enorme eficácia desse tipo de manejo. Em contrapartida, crianças opositoras costumam reagir de maneira mais intensa e constante, são muito irritadas e agressivas em vários momentos e de modo generalizado tanto com autoridades como com seus pares de mesma idade.

Em geral, uma criança com TOD é mais reativa, chora demais por qualquer coisa, acaba afastando seus amiguinhos, faz com que pessoas da própria família evitem ficar com ela, leva a reclamações frequentes em creches e pré-escolas. Os pais não conseguem controlar sua raiva somente ignorando, pois ela continuará voltando ao que quer, inclusive com atitudes vingativas, maldosas, agredindo outras crianças ou seus irmãos para impressionar o adulto que a contrariou e ainda obter o que deseja.

Ademais, crianças com TOD podem apresentar atrasos de desenvolvimento motor ou de linguagem, hiperatividade, impulsividade e problemas de sono e de alimentação. Em alguns casos, podem apresentar sintomas autísticos ou oscilações de humor sem qualquer explicação ligada ao ambiente e causar estranhamento aos seus cuidadores. Na família, costuma haver históricos de transtornos de desenvolvimento ou neuropsiquiátricos, além de irmãos que tenham atitudes e perfis parecidos (Tabela 3).

CRIANÇAS COM TOD PODEM APRESENTAR ATRASOS DE DESENVOLVIMENTO MOTOR OU DE LINGUAGEM, HIPERATIVIDADE, IMPULSIVIDADE E PROBLEMAS DE SONO E DE ALIMENTAÇÃO.

	Birras típicas	Comportamento opositor
Idade e duração	Ocorrem dos 8 meses aos 4 anos de idade.	Persiste além dos 4 anos de idade, com pico dos 6 aos 9 anos.
Tempo e fatores Redutores	São autolimitadas: reduzem com o tempo e a ação dos pais.	Persistem ao longo da infância e adolescência, não reduz facilmente.
Desenvolvimento da criança	O desenvolvimento ocorre normalmente.	Pode haver atraso de desenvolvimento e dificuldades de socialização e comunicação.
Socialização com pares e cuidadores	A socialização ocorre normalmente.	A criança é difícil, irritadiça, agressiva, centralizadora, e apresenta problemas com outras crianças.
Problemas de sono e comportamento	São ausentes os problemas de sono e comportamento.	São comuns e muito presentes os problemas de sono e comportamento.
História familiar de transtornos	São ausentes.	São comuns e muito presentes.

TABELA 3: Diferenças entre birra infantil e comportamento opositor

A avaliação escolar também é muito importante. A criança passa a maior parte do tempo na escola e a solicitação de um relatório escolar com informações a respeito do desempenho acadêmico, do comportamento social e da adequação às rotinas e regras pode revelar muito sobre o perfil da criança.

Adolescente "normal" ou opositivo?

É comum que pais tenham expectativas ingênuas e otimistas em relação a seu filho adolescente. Ora esperam perfeição, ora não imaginam como suas reações podem ser tão opostas no convívio familiar e na escola. Tais crenças sem sentido podem levar os pais

EM GERAL, UMA CRIANÇA COM TOD É MAIS REATIVA, CHORA DEMAIS POR QUALQUER COISA, ACABA AFASTANDO SEUS AMIGUINHOS, FAZ COM QUE PESSOAS DA PRÓPRIA FAMÍLIA EVITEM FICAR COM ELA, LEVA A RECLAMAÇÕES FREQUENTES EM CRECHES E PRÉ-ESCOLAS.

a um erro de percepção que pode induzi-los a repetidamente se perderem nas decisões e no estabelecimento de rotinas e regras dentro e fora de casa. É irreal esperar que adolescentes obedeçam e se comportem o tempo todo. Nessa fase, eles estão buscando ser independentes dos pais, e muitas posições serão tomadas à mercê do que os seus cuidadores pensam ou desejam. As falhas e os fracassos na resolução de suas tarefas são frequentes, mas os pais podem lembrá-los carinhosamente que eles devem cumpri-las.

Em relação aos riscos a que porventura os adolescentes se expõem, o papel dos adultos é mostrar seus possíveis perigos, além de sugerir alternativas seguras e respeitosas. Pode-se esperar que, mesmo assim, acabem agindo como querem e cometendo erros previsíveis, mas, aos poucos, eles perceberão que vale mais a pena a alternativa sugerida pelos adultos.

Com frequência, adolescentes podem ser malcriados e ter explosões esporádicas, pois seu temperamento costuma ser mais ríspido e seu humor pode oscilar mesmo sem motivo aparente. No entanto, exageros e atitudes grosseiras podem ser sucedidas – mesmo que tardiamente – por uma retratação. Em geral, os adolescentes demoram mais para acordar (especialmente de bom humor), então é importante que seja dado a eles o devido espaço e tempo para fazê-lo. Evite dar ordens ou uma lista de afazeres logo que acordam.

Criar confusão quando se tem liberdade demais é normal, e é assim que um adolescente aprende a ser mais responsável. Não pense que seu quarto bagunçado é retrato de quem ele será no futuro e não o condene a ser um adulto baseando-se no que ele é como adolescente.

Brigas e desentendimentos com os irmãos são esperados e normais. Provavelmente, os conflitos podem semear, no futuro, grandes amizades. Aja somente como mediador quando solicitado e procure ser justo com ambos. Irmãos criados democraticamente e em igualdade de oportunidades terão mais chances de conviver de maneira pacífica, uma vez que não foi dado a nenhum deles motivo para inveja.

Impulsividade, certo egocentrismo e busca por momentos de isolamento são naturais para a idade e devem ser compreendidos e respeitados. Lapidar a impulsividade do adolescente vai auxiliando-o no autocontrole, e os bons resultados desse processo o motivarão a desenvolver ainda mais esse modo contido de proceder.

Entender essa fase da vida e estar disponível para dialogar com seu filho adolescente amenizará as situações mais contundentes. Ele também deve ser induzido a compreender a vida adulta e ver que nem tudo é possível só porque é maior de idade e tem autonomia e dinheiro próprios. Adultos também têm de seguir leis e normas e têm obrigações que os impedem de fazer somente o que lhes é aprazível. Assim, ao encarar tal panorama, seu filho adolescente começará a ver que tudo pode dar certo dentro de casa sem conflitos desnecessários.

É muito interessante conhecer como funciona a cabeça de um indivíduo com TOD antes mesmo de conhecermos mais a fundo o transtorno. Ter mais intimidade com o jeito como esse indivíduo pensa e age nos auxilia a perceber facilmente sinais que chamam a atenção tanto para o diagnóstico como para alertar a família e seus pares a tomar medidas de prevenção o quanto antes. Veja as características mais observadas em adolescentes com TOD:

1. **Eles acham que sempre podem superar a figura de autoridade.**

    Adolescentes parecem viver em uma dimensão em que toda opinião alheia não tem valor, ou que autoridades podem ser ignoradas, pois acham que suas posições são as únicas válidas e que devem ser seguidas. Têm pensamentos fixos, mesmo que desrespeitem a maioria das pessoas ou as regras estabelecidas.

2. **Eles são eternos "otimistas".**
Como acreditam que suas posições são as únicas corretas, sempre acham formas de justificar o que falam, mesmo que sejam percepções erradas e fadadas ao fracasso. Insistem e criam situações para que tudo seja da maneira como imaginam. Para cada argumento de alguém, eles têm uma resposta pronta e oposta.

3. **Fracassam em aprender por meio da experiência alheia.**
Ao insistirem em quebrar regras, os adolescentes opositores não enxergam que aprender com seus fracassos ou com os conselhos de experiências alheias pode ser vantajoso, e acabam, como em um ciclo vicioso, reincidindo nos mesmos erros ou tomando sempre caminhos que os levarão para os mesmos problemas.

4. **Esperam que sejamos justos com eles, independentemente de como eles nos tratam.**
Mesmo sendo difíceis e teimosos e levando as pessoas a não tolerar sua presença e odiar sua forma de agir, os indivíduos opositores esperam que os outros sejam justos com eles quando tomam atitudes que condizem com as próprias convicções ou quando a parte que lhe cabe deve ser dada por direito.

5. **Eles acham que sempre poderão derrotar uma figura de autoridade.**
Ao se irritarem ou quando são corrigidos, os indivíduos opositores dão um jeito, em algum momento, de se vingar.

TER MAIS INTIMIDADE COM O JEITO COMO ESSE INDIVÍDUO PENSA E AGE NOS AUXILIA A PERCEBER FACILMENTE SINAIS QUE CHAMAM A ATENÇÃO TANTO PARA O DIAGNÓSTICO COMO PARA ALERTAR A FAMÍLIA E SEUS PARES A TOMAR MEDIDAS DE PREVENÇÃO O QUANTO ANTES.

6. **Precisam se sentir resistentes.**
A cada revés, há uma resposta à altura para o opositor. A cada fracasso, uma demonstração de que é mais forte e mais cruel.

7. **Parecem estar sempre se vingando quando ficam irritados.**
Ou seja, logo após se irritarem, procuram falar palavras que magoam, reagem jogando objetos, usam termos e falas obscenas ou revelam situações indesejadas da vida de quem querem atingir.

8. **Acreditam que, se você o ignorar por um longo período, você ficará sem resposta ou sem reação e deixará que ele ganhe o que quer ou o deixará fazendo o que deseja.**
Essa é aquela situação em que o jovem faz "cara de paisagem" para levar os pais a desistirem da discussão para, no final das contas, fazer o que ele quer.

9. **Eles têm plena certeza de que são iguais aos seus pais ou às suas referências de autoridade.**
Costumam adquirir o que querem como se fossem iguais aos seus pais ou, se adultos, iguais às suas referências de autoridade e pedem como se mandassem, e não como se fosse um favor. Querem ser sempre prioridade e se sentem iguais nos direitos, mesmo que bem mais novos em idade. Acham que não precisam se explicar nem se desculpar. Podem ficar sem fazer nada porque julgam ter esse direito uma vez que seus pais ou autoridades também não o reprovam.

10. **Contrariam os pais para demonstrar poder, mas, no final das contas, sabem que estão contrariando os valores de seus pais.**
O mesmo se vê naqueles jovens, por exemplo, que gostam de tatuagens (numa família que as reprova) e mudam aspectos de seu corpo somente para ver seus pais ficarem desapontados.

11. **Jovem opositor mais bem-sucedido compete com jovem menos bem-sucedido.**
Crianças e adolescentes opositores costumam responder frequentemente *Eu não sei* para perguntas quando eles precisam analisar situações (como tomar uma decisão polêmica que exigirá um argumento mais sólido) ou como forma de ignorar o que os outros lhes pedem ou exigem. Ironicamente, a mesma atitude de silêncio que tem com os adultos contrasta com a falação quando em contato com seus pares de mesma idade. Assim, fogem de ter que discutir, teimar e, consequentemente, de serem punidos pelos adultos.

12. **A lógica dos jovens opositores se baseia em fugir de responsabilidades.**
Parecem sempre desviar de assuntos ou de momentos em que têm de assumir responsabilidades. Culpam os outros, evitam novas responsabilidades e, quando são pegos em flagrante, dizem que o imponderável foi o causador.

Há, sem dúvida, inúmeras outras características, mas, em resumo, o indivíduo opositor sempre **busca uma brecha para conseguir o que quer**, independentemente do que seus pais ou responsáveis querem ou exigem. Para isso, usarão uma lógica criativa e argumentarão de forma otimista e autoconfiante.

MUITAS CONDIÇÕES PODEM OCORRER AO MESMO TEMPO EM UMA MESMA PESSOA COM TOD. CHAMAMOS ESSAS ASSOCIAÇÕES DE COMORBIDADES.

Associações com o TOD: as comorbidades

Muitas vezes, é comum confundirmos o TOD com outras condições neuropsiquiátricas. Seus sintomas podem se parecer com os de transtorno do déficit de atenção com hiperatividade (TDAH), transtorno de conduta (TC), transtorno de humor bipolar, transtorno disruptivo da desregulação de humor, deficiência intelectual, transtornos de linguagem, fobia social e transtorno explosivo intermitente. A diferenciação entre eles auxiliará no tratamento e na condução dessa criança em casa e na escola, pois pode ser que haja também associação e sobreposição de sintomas, ou seja, haver dois ou mais distúrbios em um mesmo jovem. Entretanto, **muitas dessas condições podem ocorrer ao mesmo tempo** em uma mesma pessoa com TOD. Chamamos essas associações de comorbidades.

A presença de um ou mais transtornos associados ao TOD é muito comum e precisa ser meticulosamente avaliada, pois o tratamento pode mudar radicalmente de acordo com essa avaliação. Características observadas no cotidiano – como baixo rendimento escolar, dificuldades de aprendizagem, presença ou não de transtornos específicos de linguagem e de aprendizagem, oscilações de humor sem justificativa, sinais de euforia e mania de grandeza e problemas severos de recursos cognitivos para tarefas adaptativas e de generalização e abstração – devem ser investigadas, pois não se encaixam como sendo típicas de um indivíduo com TOD.

Mais de 90% das pessoas com TOD apresentarão, em algum momento da vida – da infância à fase adulta –, alguma comorbidade,[8] principalmente da adolescência em diante. As pesquisas mostram que as instabilidades sociais e emocionais resultantes dos prejuízos do TOD aumentam o risco de suicídio, ansiedade, depressão,

---

8 Riley *et al.* (2016).

transtornos de humor, bipolaridade e uso de drogas lícitas ou ilícitas, comprometendo o futuro social e produtivo do indivíduo.

Entre as comorbidades, o TDAH é o distúrbio mais comum associado ao TOD, sendo hoje considerado fator de risco isolado para levar a comportamentos opositores e desafiadores. Juntos, TDAH e TOD podem estar presentes em 30% a 50% das pessoas que têm um deles. Suas características são excesso de hiperatividade, impulsividade, déficit de atenção, problemas motores e espaciais, aversão emocional a espera, frustrações, dificuldade de autocontrole para cumprir tarefas ou atividades rotineiras sem recompensa imediata. Em decorrência desses fatores, o indivíduo costuma cursar o ensino médio com atraso pedagógico por baixo rendimento, dificuldades de memorização e automanejo de atividades que exigem esforço mental prolongado. O transtorno ocorre por déficit de dopamina tanto nas vias amigdalianas e estriatais como na transição com giro cingulado anterior e córtex pré-frontal, ou seja, nas áreas coincidentes com as do TOD.

Em geral, pessoas com TDAH não se negam sistematicamente a fazer tarefas apenas por negação, mas aquelas que apresentam temperamento explosivo em fase bem precoce da vida infantil e são emocionalmente muito instáveis têm grande chance de ter TOD associado. Além disso, é comum que a pessoa com TDAH acostume-se ao não cumprimento de tarefas sem receber uma recompensa imediata, procrastinação, demora em iniciar tarefas por apresentar dificuldades de organização e planejamento resultantes da distração com estímulos inúteis ou secundários. Essas características levam a constantes questionamentos e críticas de seus cuidadores, que podem gerar conflitos e potencializar o aparecimento do TOD.

O TDAH e o TOD podem ter em comum muitos genes desencadeadores, o que explica, em grande parte, a associação, mas também a herança entre as famílias nas quais uma condição acaba carregando a outra para gerações seguintes à revelia do perfil de suas famílias ou de condições econômicas. O tratamento do TDAH quando associado ao TOD tem grande repercussão positiva e pode reduzir de maneira marcante os sintomas de TOD e a raiva.

O jovem com TOD que apresenta dificuldades de aprendizagem escolar, atrasos na leitura e na escrita e inabilidades significativas em organização mental e espacial para cumprir sequências de atividades acadêmicas desde os primeiros anos de vida escolar pode ter maior risco de apresentar TDAH associado.

Outra comorbidade e, ao mesmo tempo, condição resultante da evolução natural do TOD – se nenhum tratamento for conduzido – é o transtorno de conduta (TC). Ele é o mais severo e o mais preocupante, pois leva a agressividade verbal e física generalizadas, agressão em animais e destruição de propriedade, além de roubo e falsidade, destruição de objetos alheios e perda do sentimento de culpa e constrangimento frente às ações antissociais. **Muitos autores e pesquisadores consideram o TC como o resultado natural do TOD,** nos casos em que este não recebe tratamento.

As consequências podem ser descritas como situações em que o jovem com TOD começa a agir com pequenas agressões verbais, ações fisicamente brutas, transgressões ocultas, atos vingativos, mentiras e danos à propriedade, chegando ao ápice de ações desafiadoras e total aversão à submissão perante autoridades. Há presença de comportamento ocioso, fugas sem autorização, permanência na rua até tarde e contrariedade às regras preestabelecidas da casa.

Em indivíduos com TC, as ações se assemelham com a dissimulação sem envolvimento emocional nem raiva, enquanto, em indivíduos com TOD, as ações estão ligadas à desregulação e ao descontrole emocionais.

Já na incidência de TOD com transtorno de humor bipolar, há oscilações de humor sem motivo aparente tanto para euforia como

O JOVEM COM TOD QUE APRESENTA DIFICULDADES DE APRENDIZAGEM, ATRASOS NA LEITURA E NA ESCRITA E INABILIDADES EM ORGANIZAÇÃO MENTAL E ESPACIAL PARA CUMPRIR SEQUÊNCIAS DE ATIVIDADES ACADÊMICAS PODE TER MAIOR RISCO DE APRESENTAR TDAH ASSOCIADO.

para depressão, mania de grandeza, hipersexualidade, ideações suicidas quando em fase depressiva, problemas graves de sono e até mudanças de personalidade.

Na deficiência intelectual e no transtorno de linguagem, os prejuízos perpassam o comportamento, levando a déficits de raciocínio e de linguagem, incapacidade de abstração e generalização, além de dependência excessiva de terceiros para atingir algum objetivo. Nessas condições, os resultados de uma avaliação neuropsicológica e fonoaudiológica já conseguem esclarecer e diferenciar seus sinais dos de TOD e passam a direcionar o tratamento para outras estratégias. Na fobia social, o medo excessivo, a evitação social e a insegurança são os sintomas mais contundentes, e a irritabilidade surge quando há uma situação em que a reação é se defender ou convencer subitamente alguém a concordar com uma expectativa alimentada pelo receio e pelo desespero.

Escalas de avaliação para auxiliar no processo diagnóstico

É fundamental a identificação de sinais e sintomas tanto pela família como pela escola. Como é um transtorno com grande associação com outras comorbidades, é importante rastrear não somente o próprio TOD mas também as condições mais comumente associadas, como o TDAH e o TC. Uma escala muito útil para essa busca é o **Parent/Teacher Disruptive Behaviour Disorders Structure Rating Scale**, ou, em português, a Escala de Avaliação Estruturada para Transtornos de Comportamento Disruptivo para Pais e Professores.

A escala é composta dos 45 comportamentos inadequados mais comuns e descritos no DSM-IV e no DSM-III-R para TDAH, TOD e TC. Para cada item, avalia-se em "nada", "pouco", "muito" e "demais". Ela serve para avaliar sintomas de TDAH, TOD e TC em crianças e adolescentes e é respondida por pais e professores. Os escores que devem ser contados e considerados são aqueles que atingem as intensidades "muito" e "demais" quando relatadas tanto pelos pais como pelos professores em cada uma das categorias de transtornos. Dos 45 itens existentes nessa escala[9], para o TOD, especificamente, devem-se considerar positivos os escores 3, 13, 15, 17, 24, 26, 28 e 39. No caso da avaliação ser feita por professores, pode-se também adotar a avaliação por intensidade de sintomas que vai de 0 a 3 (nada = 0; pouco = 1; muito = 2; e demais = 3) quando se compara a criança avaliada às demais crianças da turma de sua sala de aula. Em caso de não saber avaliar um determinado item, responde-se "não". As respostas devem ser encaminhadas para uma equipe multidisciplinar e médica especializada para servir como um dos subsídios para a avaliação clínica. O intuito é levantar sinais de risco e chamar a atenção de quem convive com esse jovem para essa possibilidade diagnóstica em caso de problemas de comportamento.

Outras escalas de avaliação também podem ser utilizadas. Existem escalas inespecíficas de rastreamento para o TOD e escalas mais específicas, que são bem mais direcionadas para confirmar sua presença ou ausência. As escalas que atualmente são mais utilizadas estão descritas a seguir e na Tabela 4.

1. **Diagnostic Interview Schedule for Children (DISC)**, ou Cronograma de Entrevista Diagnóstica para Crianças. É aplicado aos pais e cuidadores e tem a finalidade de rastrear dados do ambiente para comportamentos disruptivos em geral, inclusive o TOD. Baseia-se estritamente nos dados do DSM-IV e pesquisa detalhes do perfil comportamental dos últimos seis meses da criança em diferentes lugares e contextos.

---

9 A escala está disponível no link www.escalatod.com, para que você possa acompanhar.

2. **Child Behaviour Checklist (CBCL)**, ou Checklist de Comportamento Infantil. Esse esquema avalia aspectos do comportamento infantil tanto internalizantes como externalizantes nas mais diversas idades com dimensões de "pouco", "médio" e "demais" para cada item. Os dados são comparados a uma grande amostragem de controle. É inespecífico para o TOD, pois serve mais para rastrear modos de comportamento alterado na criança e avaliar suas intensidades e riscos.
3. **Behaviour Assessment System for Children-2 (BASC-2)**, ou Sistema de Avaliação do Comportamento Infantil. Em sua segunda edição, encontramos boa consistência e validade para avaliar o TOD. Há duas versões: para professores, com 139 questões, e para pais, com 160 questões. Ambas analisam os comportamentos em diferentes intensidades.
4. **Oppositional Defiant Disorder Rating Scale (ODDRS)**, ou Escala de Avaliação de Transtorno Opositivo-Desafiador. Essa escala traz oito itens com as características do TOD em quatro intensidades de apresentação para cada item e pode ser aplicada para pais e professores. É bem específica para o transtorno.

	DISC (Diagnostic Interview Schedule for Children)	**ODDRS** (ODD Rating Scale)
Fonte	DSM-IV	DSM-IV-TR
Entrevista e idade	Pais de crianças dos 6 aos 17 anos Jovens de 9 a 17 anos	Pais Crianças Professores
Distúrbios avaliados	Transtornos de ansiedade, humor, TDAH, TOD, TC, TUSP	Específico para TOD
Período observado	Últimos doze meses	Últimos seis meses
Indicação	Pesquisas genéticas e de risco Pesquisas populacionais Avaliação de comorbidades Triagem escolar e pública e avaliação evolutiva	Avaliar a possibilidade de TOD na criança
Tempo de aplicação	70 a 120 minutos	20 minutos
Características	Arranjado em 6 módulos (o módulo "E" avalia TOD)	Contém 8 sintomas de TOD analisados em 4 níveis de intensidade cada um

TABELA 4: Escalas de avaliação direcionadas para pais, jovens, professores e cuidadores para investigação e diagnóstico do TOD

	BASC-2 (Behaviour Assessment System for Children-2)	**DBDPSI** (Parent/Teacher Disruptive Behaviour Disorders Structure Rating Scale)	**CBCL** (Child Behaviour Checklist)
Fonte	DSM-IV	DSM-IV	DSM-IV
Entrevista e idade	Pais e professores Adultos (autoaplicação) Avalia dos 2 aos 25 anos	Pais	Pais e professores
Distúrbios avaliados	16 áreas do comportamento e da personalidade	TDAH, TOD e transtorno de conduta	Sintomas internalizantes e externalizantes
Período observado	Últimos seis a doze meses	doze meses	seis meses
Indicação	Triagem de vários comportamentos	Triagem de TDAH, TOD e transtorno de conduta	Triagem de sintomas internalizantes
Tempo de aplicação	Variável	Variável	Variável
Características	Escalas avaliam 16 áreas do comportamento, entre elas o TOD	45 itens de sintomas dos 3 transtornos, entre eles 9 itens de TOD	Itens de sintomas internalizantes e externalizantes

TABELA 4: Escalas de avaliação direcionadas para pais, jovens, professores e cuidadores para investigação e diagnóstico do TOD (continuação).

Estratégias de tratamento de pessoas com TOD

O tratamento do TOD deve ser sempre multidisciplinar e se basear em seis tipos: **psicoterapia cognitivo-comportamental, treino de habilidades sociais, terapia de manejo parental, terapia familiar, intervenções multimodais ou multissistêmicas e uso de medicações.** Independentemente do tipo de TOD, a eficácia do tratamento reside sobretudo na participação efetiva dos cuidadores ou dos responsáveis pela criança, modificando fatores negativos presentes na estrutura familiar e se engajando nas orientações dos especialistas médicos e não médicos, assim como contribuindo para as iniciativas que a escola deve assumir para reduzir os sintomas de irritabilidade e posturas excessivamente opositivas e desafiadoras. Isso ajudará a cessar a indesejável progressão do transtorno e suas consequências a longo prazo.

O primeiro passo para tratar crianças e jovens com TOD é desvendar o funcionamento das estruturas familiares. O que esperamos de nossa família, qual é a lógica de estarmos juntos na mesma atmosfera e na mesma caminhada. A estrutura familiar é composta de regras, normas de conduta, possíveis punições, apoios afetivos, segurança e senso de cuidado que fazem com que nos sintamos seguros e parte de um grupo que deve se ver unido, conhecendo-se, relacionando-se, para vislumbrar um futuro promissor sem perder, entre os que dele fazem parte, um harmonioso crescimento afetivo.

Mesmo assim, é mais do que natural que qualquer criança, opositiva ou não, tente eventualmente transgredir regras, esquivar-se de imposições, ampliar suas atitudes e desejos para além dos limites fixados pelas autoridades da casa (se houver alguma noção de autoridade). Normalmente, você não veria seu filho requisitar regras, certo? A noção de ter regras e limites somente será absorvida e apreendida pelos filhos se estes encontrarem uma estrutura familiar que os ensine, de maneira construtiva e coerente, a segui-los. É necessário encontrar todos os dias os entes queridos e suas referências de segurança para orientar de maneira uniforme e para o bem de todos normas regulares que ajudem a manter a harmonia do lar. Num lar saudável, os cuidadores esperam que seus protegidos passem, com o tempo e para seu próprio bem, a se dispor a "defender" essa estrutura. Isso não significa que os pais "venceram" e são "poderosos". As tentativas que a crian-

É MAIS DO QUE NATURAL QUE QUALQUER CRIANÇA, OPOSITIVA OU NÃO, TENTE EVENTUALMENTE TRANSGREDIR REGRAS, ESQUIVAR-SE DE IMPOSIÇÕES, AMPLIAR SUAS ATITUDES E DESEJOS PARA ALÉM DOS LIMITES FIXADOS PELAS AUTORIDADES DA CASA.

ça cria para "desestabilizar" essa estrutura podem ser encaradas por ela como diversão ou imaturidade para mostrar que ela pode ter certo poder. Em paralelo, quando há aumento dessas "transgressões", a estrutura familiar deve responder na mesma medida. Mesmo em uma estrutura assim, aparentemente boa, já é difícil implementá-las, imagine então em um núcleo familiar totalmente desestruturado e fora de sintonia.

É muito importante deixar claro que uma estrutura familiar sem sintonia ou desestruturada não causa, isoladamente, TOD. Porém, o TOD pode surgir **mais facilmente** em uma família desarranjada ou incoerente em relação a suas próprias regras. Se essa pessoa tem três filhos e um deles tem uma personalidade mais difícil e tende a ser mais explosivo e teimoso, uma família "ruim" pode favorecer o aparecimento do TOD nesse filho. Logicamente, se esse mesmo filho for muito ansioso e inseguro, o mesmo contexto cuidará de que ele venha a desenvolver transtornos de ansiedade ou de humor. Por extensão, problemas como depressão, TDAH e transtornos de personalidade também cabem nessa mesma lógica.

Por isso, antes que possamos assistir a um de nossos filhos evoluir para algum transtorno de comportamento, é importante, preventivamente, "curarmos" ou administrarmos melhor os problemas evidentes na dinâmica familiar. Prevenir sempre é melhor do que remediar. Crianças que vivem em um ambiente onde se tornam o centro das atenções ou podem tomar as decisões pelos adultos estão sendo criadas para se tornarem jovens opositivos e desafiadores. Muitos pais, ao desconhecerem que seu filho é hiperativo, depressivo, ansioso ou portador de algum transtorno, podem assistir, nos primeiros anos escolares, a intercorrências agressivas e impulsivas de seus filhos, os quais não foram bem educados dentro de casa. São situações psicopatológicas inicialmente genéticas sendo favorecidas a se expressar por causa de ambientes tóxicos.

Portanto, identificar em qual momento a criança começa a ter sintomas opositores e se tais sintomas têm ou não relação com algum evento desestabilizador dentro de casa é importante e pode ajudar em todo o restante do planejamento terapêutico. Se os pais vivem se desentendendo e um anula a fala e a opinião do outro, isso, sem dúvida, vai atrapalhar o modo de agir e pensar do filho. Em contrapartida, quando os pais se desentendem, o filho muitas vezes assume o papel de bonzinho com um e ruim com o outro para ver quem vai ceder primeiro. Parece oportunismo, mas, na infância, é normal e deve ser evitado. Em caso de persistência desse comportamento, um dos pais será o "mau" e poderá ser evitado pelo filho, que, quando deseja algo, escolhe o "bom" para conseguir.

Muitos casais, passam a viver, depois de um tempo de casados, não um relacionamento conjugal, mas, sim, um relacionamento de divórcio. Quando os pais se divorciam amigavelmente, as crianças quase sempre seguirão um caminho de estabilidade. Entretanto, quando o processo é desgastante e o ambiente se torna beligerante, os efeitos podem ser devastadores. Nesse caso, **os pais se esquecem de que o que realmente acabou foi o relacionamento afetivo entre eles, não o deles com os filhos.** Manter a comunicação é essencial para que a educação e os princípios de outrora se eternizem. Os combinados devem ser mantidos, e os castigos devem ser transferidos de uma casa para outra após prévio diálogo. Esses filhos estarão em casas diferentes, mas com as mesmas normas e regras. O ex-casal, muitas vezes, não sabe lidar nem administrar essa nova situação em relação a como conduzir seu filho e, nesse caso, recomenda-se contratar um terapeuta para aconselhá-los.

Nesse sentido, uma das primeiras medidas no tratamento (para prevenir ou para remediar) é **modificar o que está errado e mediar novos comportamentos na família.** Essa modificação passa por estratégias de tratamento sem depender de medicações, mas que se concentram, essencialmente, no modelo de **psicoterapia cognitivo-comportamental**, como podemos ver a seguir:

1. **Práticas baseadas nos pais/cuidadores e nas escolas**: são mais acessíveis, favoráveis e mais facilmente abordadas;
2. **Terapias psicossociais**: são as mais estudadas e reúnem mais pesquisas e evidências científicas; e podem ser subclassificadas em: terapias de manejo parental, terapia familiar, treino de habilidade social e intervenções multimodais ou multissistêmicas.

Terapias de manejo parental

Pesquisas têm demonstrado que as terapias de manejo parental – cujo objetivo é a modificação na forma como os pais lidam com a criança para que esta venha a se adaptar – são as mais utilizadas e apresentam os melhores resultados no tratamento do TOD. As evidências científicas mostraram que essas abordagens têm atingido eficácia entre 50% e 74% em jovens estadunidenses e chineses. Elas levam em consideração o perfil da família, a forma como o indivíduo reage a experiências emocionais – como aprender novos comportamentos –, ressaltando a percepção recompensadora em caso de sucesso e de bons resultados frente a mudanças positivas nos comportamentos e a influência dessas no ambiente familiar e social.

Os estudos e as experiências sobre o comportamento infantil e juvenil mostraram, nas últimas três décadas, que crianças e adolescentes modulam seu modo de agir e reagir para suprir expectativas e, no geral, adoram interações positivas com seus pais/cuidadores.

Assim, a ênfase desses tipos de tratamento está em unir esforços para **novas formas de atitude** entre o paciente e a sua família.

O psicoterapeuta funciona como mediador e facilitador, estimulando os pais a buscar práticas educativas e afetivas mais adequadas às necessidades de seus filhos. Ao compartilhar a ideia de que está compreendendo o que está acontecendo com a família, o psicoterapeuta ajuda, no âmbito mais íntimo, a fazer aparecer sentimentos de compreensão e esperança entre os pais e a criança. Tal modificação é fundamental, pois, com muita frequência, os pais se sentem impotentes e acham que não há solução para os problemas dentro do núcleo familiar. Esse encorajamento renova as relações e redimensiona as possibilidades de que tudo pode dar certo. Além disso, os pais passam a se sentir agentes e protagonistas de todo esse processo.

A participação ativa dos pais em processos de treinamento tem se mostrado eficaz e trazido benefícios de longo prazo, pois ajuda a restabelecer a ordem natural das coisas dentro do que se pressupõe ser um núcleo familiar. Os pais têm papel fundamental também por saberem o que acontece em sua casa, dando informações e subsídios para as ações do terapeuta e direcionando para as reais necessidades da criança, reforçando o vínculo afetivo. As práticas incluem monitoria positiva, expressão de afeto, estabelecimento de limites, promoção de comportamento moral, atenção diferencial, treino em solução de problemas e discussões acerca de assuntos afins, como sexualidade, drogas e religião.

Os pais devem ser instruídos sobre técnicas de aprendizagem social a fim de modificar o relacionamento com seus filhos, diminuir comportamentos desajustados e incentivar novos comportamentos socialmente adequados. Para crianças pequenas (de 2 a 5 anos), essas técnicas com a participação dos pais revelaram grande eficácia. Brincar mais com seu filho e se disponibilizar para ficar com ele é um fator valioso. Com crianças maiores, de até 11 anos, os treinos devem focar o portador com a utilização de terapias em

A PARTICIPAÇÃO ATIVA DOS PAIS EM PROCESSOS DE TREINAMENTO TEM SE MOSTRADO EFICAZ E TRAZIDO BENEFÍCIOS DE LONGO PRAZO, POIS AJUDA A RESTABELECER A ORDEM NATURAL DAS COISAS DENTRO DO QUE SE PRESSUPÕE SER UM NÚCLEO FAMILIAR.

grupo e também com o treinamento de pais, incluindo o uso de vídeos educativos sobre como se relacionar de maneira socialmente saudável e sobre como buscar habilidades construtivas para a solução de problemas.

O intuito desses manejos é substituir estilos de disciplina punitivos, permissivos e incoerentes por relações mais calorosas e de aceitação, mas sem perder a firmeza. Desse modo, a cultura da coerção e da eternização de ações agressivas é desestimulada.

Nesse processo, é muito importante incentivar o diálogo entre os membros da família. Em muitos núcleos com crianças que possuem TOD é comum a ausência de momentos de conversa ou compreensão de determinadas atitudes por ambas as partes. O verdadeiro diálogo permite a compreensão e o desabafo, gerando uma nova maneira de ver um ao outro e de se relacionar dentro de casa. É importante, nesse processo, orientar os pais a mudar alguns estilos de vida ou ações que influenciam negativamente o comportamento dos filhos. Muitos pais, por exemplo, são ausentes, trocando as horas dentro de casa por qualquer outra atividade que não envolva a família, ou agem e falam agressivamente e não aceitam personalidades e argumentos diferentes dos seus. Em situações diversas, o uso de bebidas alcoólicas e drogas pelos pais e cuidadores pode agravar ainda mais o contexto familiar. Portanto, dar o bom exemplo ajuda a servir de espelho para os mais jovens e reduz a chance de receber contra-argumentos desafiadores que utilizam o mau exemplo como justificativa.

O diálogo, as regras e a rotina também são importantes e podem ajudar no tratamento. Olhar nos olhos e falar firmemente o que deve ser feito de maneira amorosa, mas sem perder a seriedade e a objetividade, previne resistências maiores e reduz a chance de reações intempestivas. Ao colocar sua posição de maneira diplomática, o cuidador acaba por forçar o jovem a responder da mesma maneira e com menos raiva.

O jovem com TOD não tem somente defeitos. Ele também tem virtudes, faz boas ações e age positivamente em determinadas situações. Contudo, infelizmente, perante a sociedade, seu comportamento opositor acaba, na maior parte do tempo, escondendo e ofuscando o que ele tem de bom. Portanto, conhecê-lo mais e elogiar suas boas ações pode recompensá-lo e motivá-lo a utilizar meios mais adequados de agir e contribuir em seu meio social, reduzindo, aos poucos, comportamentos desafiadores. É comum vermos nas redes sociais e na mídia exemplos de programas sociais e esportivos em comunidades pobres que criam oportunidades para crianças revelarem habilidades e vocações que estavam escondidas, abandonando a delinquência de antes.

Em alguns casos, é possível ainda empregar processos de punição leve, embora esses recursos punitivos estejam ficando cada vez mais raros. Algumas crianças precisam de tempo para poder se acalmar quando se frustram. Técnicas como o *time out* ajudam a criança a lidar com uma situação que pode reforçar atos raivosos. Ao intencionalmente ignorarem comportamentos ruins, alguns pais nada fazem ou apenas não respondem e esperam a criança se refazer e, aos poucos, reduzir a sensação de raiva. Esse tempo para a criança é muito importante. Se estiver em um local público, leve-a para um lugar sem espectadores. Com o passar do tempo, ela perceberá que aquele tipo de atitude não gerou nenhum ganho para ela. Essa é uma das punições que são consideradas leves e que são efetivas na hora de educar a criança. Outra estratégia no *time out* é dialogar com a criança, antecipando que, em breve, ela precisará parar de fazer o que gosta para se engajar em uma atividade chata. Assim, ela vai se preparar e acomodar os sentimentos raivosos, passando de uma sensação descontrolada para um patamar mais controlado.

Em caso de vingança ou reação exacerbada que gerou prejuízo financeiro ou material ou que lesou fisicamente terceiros, o jovem deve reparar os danos, exercendo atitudes de comportamento construtivo e perdendo, consequentemente, algum ganho para compensar o que fez. Por exemplo, se esse jovem esmurrou a TV após uma crise de raiva, o valor da TV deve ser "debitado" de seus desejos que porventura serão solicitados por ele aos seus cuidadores.

Nesse sentido, vários modelos têm sido desenvolvidos e oferecidos com a finalidade de treinar os pais a atingir esse perfil de interação com os filhos. São formas de intervenção intensivas com duração variável (de 4 a 20 sessões), nas quais os pais – com ou sem os filhos – são orientados por terapeutas especialistas a adquirir habilidades específicas para o trato com seus filhos opositores. A vantagem é que elas buscam treinar os pais em aplicar estratégias que podem ser perfeitamente praticadas no dia a dia, como manejar a raiva, reverter comportamentos disruptivos e estimular um temperamento positivo (Tabela 4). Essas estratégias consistem em ignorar, redirecionar, mostrar consequências lógicas e naturais de ações opositoras, tempo para se acalmarem e resolução de problemas. Em geral, essas terapias são administradas e controladas por psicólogos comportamentais.

Um dos programas que têm sido adotados nos Estados Unidos com bons resultados e que pode servir de modelo para as ações com esses pacientes é o chamado **The Incredible Years** ou, em tradução livre, Anos Incríveis. Consiste em um programa de treinamento que envolve pais, professores e crianças, cujo objetivo principal é criar meios e recursos que reduzam fatores de risco e aumentem fatores de proteção contra comportamentos opositivo--desafiadores. Em relação ao portador do TOD, sua abordagem compreende aumentar a motivação para a vida escolar e melhorar a autorregulação emocional e as competências sociais. Aos pais, compete

IDENTIFICANDO O TOD

	Parent-Child Interaction Therapy (PCIT)	Parent Management Training (PMT)	Defiant Teens (DT)	Positive Parenting Program (TRIPLE P)	The Incredible Years
Participantes	Pais e filhos juntos	Pais e filhos em separado	Na 1ª fase, os pais sozinhos. Na 2ª fase, pais e adolescentes	Pais isoladamente, e, em alguns momentos, junto aos filhos	Treinos em pequenos grupos de idades e perfis similares
Idade da criança	2 a 7 anos	3 a 13 anos	13 a 18 anos	Variável	Variável
Quantidade de sessões	14 a 17 sessões	10 sessões	10 a 12 sessões	4 a 12 sessões	12 a 20 semanas
Descrição resumida	Pais recebem orientação em tempo real de um terapeuta por meio de fone de ouvido numa interação real com seu filho.	Trabalhar habilidades dos pais por mediação de terapeutas e interpretadas para que possam implementar em casa.	Pais e adolescentes são treinados a interagirem e utilizarem meios de resolução de problemas, habilidades de comunicação e correção de erros para a harmonização.	Capacitar os pais para gerenciarem comportamentos infantis inadequados por meio de sessões com psicólogos, os quais variam de acordo com a gravidade e necessidade.	Melhorar interação afetiva de pais/filhos por meio de rotinas, regras e limites e estratégias de manejo de comportamentos inadequados, e autorregulação emocional.

TABELA 5: Descrição sumária das terapias comportamentais específicas de manejo parental

desenvolver boas interações entre o casal e sua relação com o filho, e à escola cabe buscar estratégias para intensificar o manejo positivo de interação entre o aluno e os professores. Os pais são encorajados a mudar a percepção negativa que eles têm do filho e a reavaliar também o modo como julgam as atitudes dele. Muitos pais têm pouquíssima tolerância com qualquer atitude que os contraria e têm pobre temperamento para lidar com choros e birras da criança. Esse programa estimula novos comportamentos e tem, a longo prazo, a finalidade de diminuir as faltas e a evasão escolar, incentivar a carreira acadêmica e reduzir o risco de evolução para transtornos de conduta, envolvimento com a criminalidade e drogas lícitas e ilícitas. No Brasil, ainda não há clínicas ou grupos especializados nesse tratamento, mas seu modelo pode ser assimilado por psicólogos treinados e ser implementado por profissionais devidamente capacitados.

Os pais devem sempre adotar um padrão ao dar ordens para seus filhos, especialmente se estes apresentam sintomas de TOD. Essas crianças tendem a se aproveitar de fraquezas e, como elas têm dificuldade em lidar com regras e se submeter às tarefas contrárias aos seus prazeres, é fundamental manter uma forma regular e rígida de falar e de direcionar momentos de disciplina. Saber falar com a criança e enriquecer o convívio com ela revelam-se passos essenciais. Mas, então, como fazê-lo?

Aqui estão algumas dicas de como explicaras coisas para crianças com TOD e conversar com elas:

1. Dê uma boa explicação para a criança sobre as consequências de seus comportamentos, fazendo com que ela aprenda e entenda como modificar suas atitudes.
2. Explique de maneira clara quais são os tipos de consequências para suas atitudes e qual é o esforço feito para resolver todas as questões que estão envolvidas no problema causado.

3. Permita uma breve reflexão e faça uma clara avaliação de como substituir uma atitude opositora por uma mais adequada e que leve a menos problemas.
4. Fale com firmeza, tom de voz decidido e sério, mas sem agredir ou humilhar a criança. A ideia é que você não seja autoritário.
5. Na condução da conversa, eleve os pensamentos construtivos e que proporcionam a busca de situações menos estressantes e mais apaziguadoras.
6. Evite ordens a distância, conversas com apenas perguntas ou palavras vagas, pois isso fará com que a criança queira ignorá-lo. Estar frente a frente com ela ajudará na direção do diálogo.
7. Não explique muito: seja objetivo e direto.
8. Não ordene com muita antecedência, já que costumeiramente a criança vai esquecer ou não vai valorizar a urgência do pedido.
9. Não recue nem mude suas ordens no meio do caminho: a pior conduta é aquela que possui divergências ou indecisões.
10. Seja o exemplo dentro de casa. Se você é desorganizado e desleixado, como poderá exigir organização e comprometimento do seu filho?

A partir de todas essas iniciativas, a criança com TOD passa a generalizar essas novas estratégias de socialização e de redução de comportamentos negativos, ou seja, vai melhorar não somente no consultório e em casa como também na escola e nas atividades sociais em qualquer contexto. A boa percepção por todos dessas mudanças e o consequente reforço positivo de todos os envolvidos vão consolidando os bons comportamentos. Mesmo assim, algumas pesquisas mostram que os comportamentos opositores e

ESSAS CRIANÇAS TENDEM A SE APROVEITAR DE FRAQUEZAS E, COMO ELAS TÊM DIFICULDADE EM LIDAR COM REGRAS, É FUNDAMENTAL MANTER UMA FORMA REGULAR E RÍGIDA DE FALAR E DE DIRECIONAR MOMENTOS DE DISCIPLINA.

desafiadores podem persistir de um a dois anos e meio após o término de programas de intervenção. Outros estudos mostram que até 35% das famílias não melhoram muito por diversos fatores, como a baixa motivação dos pais para participar do programa, estresse materno, incapacidade para aplicar as técnicas e problemas cognitivos nos pais (pais com TDAH ou deficiência intelectual, por exemplo).

Terapia familiar

As terapias familiares baseiam-se na ideia de que um problema de comportamento tem alguma influência na dinâmica e no equilíbrio familiar. Assim, modificações no funcionamento familiar podem vir a alterar um problema de comportamento.

Em famílias cujos pais não convivem, ou quando a criança vive com um cuidador que não é seu pai/mãe biológico ou vive sob a guarda de vários responsáveis, a adoção de padrões de funcionamento com essa criança é extremamente importante. Cada responsável deve cooperar para o bem comum no sentido de ajudar a mediar a melhora do comportamento opositor da criança. Por exemplo, todos podem aprender programas de enfrentamento de raiva e serem treinados a desenvolver habilidades de resolução de problemas, os quais podem ser considerados "pitadas" de terapia cognitivo-comportamental no cotidiano de cada componente do núcleo familiar envolvido.

Treino de habilidades sociais

O treino de habilidades sociais (THS) consiste em um grande grupo de estratégias comportamentais cuja finalidade é melhorar a forma de agir e reagir do jovem com TOD, induzindo-o a buscar amizades positivas e práticas construtivas e desenvolvendo boas ações em um determinado contexto social, como o autocontrole, um plano de ação contendo sempre processos que envolvam cognição social e resolução de problemas dentro de uma perspectiva sempre socialmente agradável ou aceitável.

São manejos centrados no jovem, na escola e nos pais. Os estudos têm mostrado que **estratégias de grupo dentro de uma perspectiva de controle social** têm sido mais eficazes para reduzir o estresse nos pais e conter no jovem com TOD sintomas depressivos, riscos de envolvimento com delinquência e de evolução para problemas psiquiátricos, refletindo na melhora da qualidade de vida.

Exemplos com evidências científicas são o THAV (Treatment Program for Children with Aggressive Behaviour ou, em português, Programa de Tratamento de Crianças com Comportamento Agressivo), alemão, e o PLAY (Play that included techniques to activate resources and the opportunity to train prosocial interactions in groups), estadunidense.

Intervenções multimodais ou multissistêmicas

As intervenções multimodais ou multissistêmicas são aquelas implementadas na comunidade onde, explicitamente, tentam modificar comportamentos opositores nos mais diversos contextos da vida real cotidiana (por exemplo, em casa, na escola e nas atividades diversas da vida familiar). Estudos evidenciam bons resultados dessas terapias, mas há limitações na capacidade de se achar que podem ser benéficas a todas as crianças e adolescentes. Cada caso, muitas vezes, exigirá posturas diferentes e meios de direcionamento variáveis. Consistem em intervenções que envolvem irmãos ou amigos mais próximos, modificações de contextos sociais, estudos multidirecionais para todos os componentes da família e da escola para avaliar meios de resposta, organização da agenda diária da criança, supervisão de adultos (inclusive com contratação de atendentes terapêuticos na escola), engajamento de colegas/amigos que sejam socialmente positivos e com perfil resiliente e de "boa" influência. Meios de colaboração de solução de problemas buscam facilitar a interação entre pais e filhos em vez de somente ensinar e motivar crianças a cumprir as exigências dos pais. Nesse modelo, incentivam-se os pais e os filhos a construir juntos caminhos para satisfação mútua, reduzindo-se os conflitos. Tais meios são considerados eficazes e, no mínimo, com resultados parecidos com as terapias de manejo parental, sobretudo quando há, em todos esses contextos, colaboração mútua. As ações podem ser orientadas por neurologistas e psiquiatras infantis e psicólogos que conhecem seu modo de implementação e podem ser conduzidas de maneira natural pela família. Os resultados podem ser verificados pela evolução clínica e comportamental no consultório por meio do relato dos pais e professores.

Deve-se ressaltar, como complemento de ações que possam mitigar o TOD, o emprego de atividades físicas e exercícios direcionados e estruturados dentro de uma disciplina esportiva. O esporte tem sido citado em alguns artigos como uma possível arma contra comportamentos opositores em comunidades pobres que necessitam de serviços especializados e não os têm.[10] Outros estudos[11] têm trazido à luz a importância do esporte para estimular positivamente a autoestima e habilidades cognitivas, e há evidências de que podem contribuir para o tratamento de doenças mentais e comportamentos antissociais. Entretanto, mais pesquisas são necessárias para realmente consolidar o verdadeiro papel que as atividades esportivas podem desempenhar no manejo do TOD.

---

10 Bustamante *et al.* (2016).
11 Strom *et al.* (2013).

Uso de medicações[12]

O uso de meios farmacológicos para tratamento do TOD tem se mostrado promissor e bem-sucedido (Tabela 6). É comum adotá-los nos casos mais graves, em que os sintomas do TOD ocorrem de maneira mais generalizada em vários contextos ou são extremamente intensos dentro do seio familiar e escolar. A medicação auxilia muito no **controle da raiva e na autorregulação da agressividade e da oposição**, e permite que o paciente comece a aderir melhor às ações das terapias de manejo de seus comportamentos. Além disso, é utilizada para tratar condições costumeiramente associadas com o TOD, como o TDAH, insônia, transtorno bipolar e transtorno do espectro autista (TEA), as quais atrapalham o engajamento do paciente para um tratamento e reduzem seu potencial social e rendimento escolar.

As medicações mais estudadas e que demonstram evidência convincente para o tratamento do TOD são o metilfenidato, a clonidina, os estabilizadores de humor (lítio e ácido valproico) e os antipsicóticos (haloperidol e risperidona), e devem ser utilizadas de acordo com o caso e com a comorbidade associada. A medicação normalmente deve ser dada diariamente e à noite para evitar que ocorra sonolência diurna, mas, dependendo da criança, é possível oferecê-la dividindo a dose em duas.

As medicações podem ser combinadas, mas, nesse caso, deve-se conversar com o médico e perguntar acerca de sua segurança e se a nova medicação vai influenciar negativamente no tratamento. Nos casos de TOD com sintomas excessivos de déficit de atenção com ou sem hiperatividade, indica-se o metilfenidato, podendo, caso a caso, associá-lo com antipsicóticos. Nos casos associados com transtorno de humor bipolar, podem ser prescritos estabilizadores de humor. Em associação com o TEA, podem ser usados antipsicóticos e estabilizadores.

---

12 O uso de medicações é indicado apenas com a orientação de um médico.

Medicações	Dose	Posologia	Efeitos colaterais
Risperidona	0,5 a 3 mg	1 a 2 vezes ao dia	Sonolência, tremores, ganho de peso, diabetes, hipotireoidismo e aumento de colesterol
Haloperidol	0,5 a 2 mg	1 a 2 vezes ao dia	Sonolência, tremores, ganho de peso, diabetes, hipotireoidismo e aumento de colesterol
Lítio	300 a 900 mg	1 a 2 vezes ao dia	Sonolência, problemas renais, tiroidianos, no fígado, alterações eletrolíticas
Ácido valproico	20 a 70 mg/Kg/d	2 a 3 vezes ao dia	Sonolência, plaquetopenia, reação alérgica na pele, alterações no fígado
Metilfenidato	0,3 a 2 mg/Kg/d	2 a 3 vezes ao dia	Taquicardia, perda de peso, tremores, redução de apetite
Clonidina	0,1 a 0,3 mg	2 a 3 vezes ao dia	Sonolência, palidez, bradicardia e desmaio por hipotensão

TABELA 6: Medicações mais utilizadas para controle emocional em crianças e adolescentes com TOD

A finalidade dessas medicações é aumentar os níveis de neurotransmissores ligados ao sistema cerebral de recompensa e da capacidade de manter um bom temperamento emocional, os quais têm evidente papel na autorregulação das frustrações e das contrariedades.

Em decorrência dos efeitos colaterais e suas particularidades, elas devem ser administradas por especialistas (neurologista ou psiquiatra infantil) e ser acompanhadas em conjunto com a escola para verificar efeitos na aprendizagem e no comportamento, pois podem vir a atrapalhar a concentração, gerar sonolência e reduzir o rendimento nas tarefas escolares. Além disso, deve-se sempre ressaltar que a medicação, sozinha, não resolverá ou curará o transtorno, mas somente amenizará seus sintomas principais.

4. MEU FILHO TEM TOD: E AGORA?

Os próximos passos

Entre a suspeita e a confirmação do TOD, podem acontecer muitas situações que fazem dessa trajetória algo extremamente doloroso, pois, como não há exames clínicos de confirmação da doença, muitos sinais são confundidos com birra e falta de limites e parecem inofensivos a longo prazo.

Como vimos, mais do que um diagnóstico, a família da criança com TOD precisa de orientação. A orientação familiar faz toda a diferença tanto para a criança como para a própria família e ajuda nas tomadas de decisão com os profissionais de saúde e com a escola.

O primeiro passo é saber o que é o transtorno, pois isso ajuda a entender de modo racional o que é preciso ser feito, além de dar segurança na condução das várias formas de tratamento.

Qual é o impacto de ter um filho com TOD?

É fato que ter um filho com TOD não é fácil. É um desafio diário e é difícil mensurar os impactos gerados na vida familiar, seja entre os pais, seja entre os irmãos, seja entre os demais membros da família.

Pesquisas recentes apontam que o TDAH e o TOD apresentam associações com o estresse interativo entre pai e filho e que a escala de impacto varia de acordo com o sexo da criança, sendo que a criança do sexo masculino causa um impacto mais forte sobre o estresse dos pais.

Tais impactos são abrangentes e afetam também a vida social dos pais, que não querem mais sair de casa porque se sentem julgados pelas pessoas como pais que não sabem impor limites aos filhos. Além disso, as despesas aumentam em decorrência dos custos de tratamento, e o relacionamento entre os irmãos é abalado, uma vez que os irmãos acham que aquele com TOD é privilegiado por sempre fazer tudo o que quer ou porque se sentem ameaçados pela agressividade dele. O relacionamento com os demais membros da família também fica comprometido, afinal, muitos não conseguem entender que a criança tem TOD e acham que tudo não passa de falta de limites.

Para entender melhor a influência dos pais na vida dos filhos, vamos pontuar a seguir os tipos de pais e como o comportamento de cada um deles está diretamente relacionado ao desenvolvimento dos filhos.

Tipos de família

É muito importante salientar que nenhum tratamento trará resultados se você, como mãe ou pai, não estiver comprometido a mudar o seu comportamento também. A forma como seu filho age e se comporta depende mais de você do que dele; ou seja, a maneira como você age e reage na sua prática diária como mãe ou pai

O PRIMEIRO PASSO É SABER O QUE É O TRANSTORNO, POIS ISSO AJUDA A ENTENDER DE MANEIRA RACIONAL O QUE É PRECISO SER FEITO, ALÉM DE DAR SEGURANÇA NA CONDUÇÃO DAS VÁRIAS FORMAS DE TRATAMENTO.

impacta no comportamento do seu filho e isso se torna mais agravante nos casos de crianças com TOD.

A família é o fator mais importante na abordagem do TOD. Imagine a seguinte cena: você sai para passear com seu filho e no caminho ele vê um carrinho de sorvete e pede a você que compre um. Por algum motivo, você diz que não – porque está com pressa, porque está próximo da hora do almoço, porque você tem um compromisso ou porque não quer que ele se suje. Então, de repente, começa o show. Ele se joga no chão, grita, chora, esperneia... E aí? O que fazer? Bem, a maioria dos pais, para pôr fim a essa situação, acaba cedendo e compra o sorvete e ainda chega a dizer: *Ufa! Acabou o choro!* ou *Tadinho, o que é um sorvete, não é mesmo?!*

Mas aí vem a pergunta: por que esse pai ou mãe cedeu? E a resposta é simples: porque nenhum pai ou mãe quer continuar passando vergonha com aquela situação de birra e escândalo, tampouco quer ser julgado como um pai ou mãe que não impõe limites. Ou, talvez, estava tão cansado que não queria entrar naquela batalha.

Se você não se identificou com essa cena, com certeza conhece alguém que passa por isso. Essa é uma situação muito comum e provavelmente em algum momento você já fez isso ou conhece alguém que já o fez. Então, você pode estar se perguntando: *Ah, mas qual é o problema em fazer isso?* Veja: você consegue ter ideia do que esse pai ou essa mãe ensinou ao filho ao ceder à birra e ao comportamento inadequado dele? Esse pai ou essa mãe ensinou ao filho que, ao se comportar dessa forma, ele vai ser prontamente recompensado. Imagine, então, o que acontecerá quando essa criança for contrariada de novo. Ela repetirá o mesmo comportamento sempre com mais intensidade do que da vez anterior porque sabe que vai ganhar o que quer ao manipular os pais com seu choro.

Muitos podem pensar que é exagero, uma vez que não fazem isso sempre. Mas, na verdade, não é exagero. E sabe por quê? Porque essa é uma das características de pais permissivos, que não sabem impor limites. E essa constatação não é baseada em achismos, mas em pesquisas nacionais e internacionais que mostram que o comportamento parental e o estilo da educação podem afetar todas as áreas da vida dos filhos. E aqui está o grande segredo no tratamento do TOD: a disciplina que você aplica dentro de casa influenciará o comportamento de seu filho durante toda a vida dele.

Assim, temos na interação, no engajamento, nas regras e no manejo das situações os grandes diferenciais para o crescimento e o desenvolvimento saudável da criança. Qual é o maior desejo de pais e responsáveis? Que seus filhos tenham um bom desenvolvimento, crescimento, bons relacionamentos, ou seja, uma vida feliz e próspera. Para que isso aconteça, é preciso que a educação seja pensada desde o primeiro dia de vida deles.

Então, para que você possa entender melhor os tipos de pais e como eles interferirão no comportamento dos filhos, explicaremos de um jeito muito simples os quatro estilos de pais e como cada um deles tem uma abordagem diferente na criação dos filhos, de acordo com os estudos da pesquisadora e psicóloga estadunidense Diana Blumberg Baumrind.

Em sua pesquisa intitulada Tipologia Parental de Baumrind, de 1967, Diana identificou quatro tipos ou estilos de pais: **autoritário**, **permissivo**, **negligente** e **autoritativo**. Esses estilos são definidos de acordo com o grau de responsividade e de exigência que cada um apresenta. Mas, então, o que são essas características?

A responsividade tem a ver com o grau de aceitação e de sensibilidade em relação às necessidades emocionais e de desenvolvimento dos filhos. Por exemplo, se você é um pai que costuma dizer coisas como *Eu vejo que você está frustrado. Vamos resolver o problema. Eu me importo com seus sentimentos*, é bem provável que você seja responsivo. Entretanto, a responsividade em excesso pode ser um problema.

Em contrapartida, a exigência tem a ver com as expectativas que você tem em relação ao seu filho; se sua família tem um conjunto firme de regras e tarefas, nada pode sair daquilo que você estabeleceu. A exigência também pode ser negativa se aplicada em excesso, como veremos adiante.

Portanto, responsividade e exigência devem estar em equilíbrio e em harmonia no desempenho do seu papel como pai ou mãe. No entanto, sabemos que nem todos são iguais e que cada um apresenta variações no grau ou na intensidade de responsividade e de exigência, e é justamente essa variação que definirá que tipo de pai ou mãe você é.

Vejamos, então, cada um dos estilos de pais.

Autoritários

Pais autoritários são aqueles que são mais exigentes e menos responsivos, ou seja, são rígidos com as regras e os valores e quase nunca são afetuosos e responsivos, isto é, não consideram os desejos e sentimentos dos filhos.

Um exemplo são casas que mais se parecem com um quartel-general, nas quais as ordens devem ser obedecidas e ponto-final, sem explicação para o propósito de cada regra, e, quando são questionados sobre os motivos, os pais e cuidadores apenas dizem *Porque eu estou dizendo que sim. Sou eu que mando e acabou o assunto!* Esse tipo de atitude é apenas o primeiro estágio de um ambiente autoritário, pois, em geral, vemos pais e cuidadores que batem, punem e dão castigos rígidos como forma de controlar os filhos, mostrando autoridade e inflexibilidade. Como consequência desse ambiente, esse tipo de atitude pode direcionar a criança e o adolescente para um caminho não desejado.

QUAL É O MAIOR DESEJO DE PAIS E RESPONSÁVEIS? QUE SEUS FILHOS TENHAM UM BOM DESENVOLVIMENTO, CRESCIMENTO, BONS RELACIONAMENTOS, OU SEJA, UMA VIDA FELIZ E PRÓSPERA.

Outras pesquisas mostram que filhos de pais autoritários são propensos a desenvolver problemas de autoestima, pois suas opiniões não são valorizadas. Eles também podem tornar-se agressivos, já que seguem o modelo que aprenderam, e têm bastante dificuldade em pensar em maneiras de melhorar no futuro, concentrando-se na raiva que sentem em relação aos pais. Também, para evitar punições, podem tornar-se mentirosos.

Permissivos

Pais permissivos são aqueles que são mais responsivos do que exigentes, ou seja, definem regras, mas acabam não sendo firmes em mantê-las. Em uma definição mais ampla, são tolerantes demais e acabam falhando na hora de impor limites.

Em geral, pais permissivos assumem a figura de amigo e deixam de ser o modelo a ser seguido, de ensinar que existem consequências para atitudes ruins. Pais permissivos permitem que seus filhos utilizem chantagem emocional para conseguir o que querem e para burlar as regras.

As consequências na vida dessas crianças que crescem com pais permissivos são alarmantes. Crianças com pais permissivos têm mais chances de ter problemas escolares e comportamentais, pois não possuem figuras de autoridade nem seguem regras dentro e fora de casa.[13] Podem ter baixa autoestima e maior risco de adquirir problemas de saúde, porque, muitas vezes, bons hábitos não são impostos, como garantir que a criança escove os dentes ou se alimente de modo saudável.

Negligentes

São pais com baixo grau de responsividade e baixo grau de exigência, ou seja, são aqueles que não estabelecem regras, não pas-

---

13 Baumrind *et al.* (1978).

sam orientações aos filhos e tampouco demonstram afeto, cuidado e atenção. São caracterizados pelo frequente "tanto faz".

Em geral, não perguntam sobre a vida escolar ou sobre o dever de casa, raramente sabem onde o filho está ou com quem está e não gastam tempo de qualidade com ele. Parecem não se importar com nada e muito menos com as necessidades básicas, como atenção, carinho e a imposição de limites.

No entanto, nem sempre esse tipo de atitude é intencional. Na maioria das vezes, são pais com algum tipo de problema de saúde mental ou de abuso de substâncias que os tornam incapazes de cuidar das necessidades físicas e emocionais de uma criança. Com frequência, são pais que estão sobrecarregados com outros problemas e não conseguem administrar o convívio e a educação dos filhos com o trabalho, por exemplo.

Intencional ou não, esse é considerado o pior dos estilos, pois os prejuízos causados à criança são imensos. Por exemplo, crianças cujos pais são negligentes tendem a ter baixa autoestima e mau desempenho escolar e apresentam problemas frequentes de comportamento, tendendo a se envolver com substâncias ilícitas e a seguir uma vida baseada na criminalidade.

Autoritativos

São igualmente responsivos e exigentes, ou seja, existe um equilíbrio entre essas duas características. Isso quer dizer que são pais que estabelecem regras e limites, mas também levam em conta as necessidades e os interesses dos filhos. É o ponto de equilíbrio entre os dois extremos, e é o que fará com que a educação do filho seja adequada.

São justos, amorosos, têm filhos disciplinados e educados, isto é, são pais que proporcionam o ambiente ideal e desenvolvem os filhos que todo pai e mãe sonha em ter. Pais autoritativos esforçam-se para criar e manter um relacionamento positivo com os filhos. E, diferentemente dos pais autoritários, estabelecem regras, mas levam em consideração os sentimentos do filho e explicam quais são as razões e as possíveis consequências caso algo não seja cumprido. Ou seja, validam os sentimentos ao mesmo tempo que deixam claro que os adultos estão no comando.

Conseguiu perceber a diferença entre autoritário e autoritativo? E entre autoritativo e permissivo?

Os pais autoritativos investem tempo e energia na prevenção de problemas de comportamento e não apenas esforço para solucionar o que já aconteceu. Uma coisa que funciona muito bem são as estratégias de disciplina positiva, que servem para reforçar o bom comportamento, como se fosse um sistema de recompensa.

As crianças criadas com disciplina autoritativa tendem a ser mais felizes e bem-sucedidas, pois vão se sentir mais seguras, vão ter mais facilidade em tomar decisões, vão saber avaliar os riscos por conta própria. Ou seja, pais autoritativos geram filhos com mais autonomia emocional e independência.

É possível que você esteja se sentindo culpado por não seguir o melhor modelo de educação; entretanto, o primeiro passo é entender qual é o impacto de cada um desses tipos na vida do seu filho para então decidir ser o melhor pai, mãe ou cuidador que você pode ser, mantendo um relacionamento positivo enquanto estabelece sua autoridade de uma maneira saudável.

Para que possamos entender qual é a relação disso tudo com uma criança que possui TOD, é preciso que você perceba como estar dentro de um desses tipos negativos pode definir como o seu filho será no futuro, ou seja, como a educação causa impacto no comportamento dele na infância e, consequentemente, na vida adulta. Para pais autoritários, a correção dos erros será de maneira violenta; para pais permissivos, a reação será sempre vitimizando a criança. E o resultado disso tudo? Bem, o resultado é uma criança cada vez mais desafiadora, opositiva, desobediente e por aí vai.

Por isso, entre os vários fatores a se considerar no tratamento da criança com TOD, como idade, gravidade dos sintomas, capacidade da criança ou do adolescente de participar de terapias e até uso de medicação, é muito importante que você se reconheça como pai ou mãe e considere quais são as suas práticas na intervenção do seu filho com TOD. E aqui podemos afirmar que **o segredo do melhor e mais efetivo tratamento do seu filho com TOD é você!** O segredo está na sua ação como pai, mãe ou cuidador.

Não há medicamentos e tratamentos que substituirão o seu papel como pai, mãe ou educador, e esse é um dos motivos pelos quais diversos tratamentos não surtem efeito. Muitos acreditam que a solução é apenas medicar essa criança, e nenhuma outra iniciativa é tomada para melhorar as atitudes dentro de casa. Mas, na verdade, não é assim que funciona.

O tratamento mais eficaz é aquele em que há a participação efetiva dos pais. Isso quer dizer que o sucesso do tratamento do TOD está relacionado à sua capacidade de lidar com o seu filho. Isso mesmo! Chamamos essa abordagem de **manejo parental**, como visto anteriormente, a qual busca estratégias para que as famílias direcionem seus esforços para situações de reforço positivo ou de prevenção. Essas ações podem estar associadas às medicações e terapias, mas uma não anula a outra.

Recapitulando, os pais têm um papel essencial no desenvolvimento dos filhos, e as práticas parentais são cruciais para as regulações emocionais e comportamentais. Vimos também que há quatro estilos de educação (**Figura 5**) e que, para defini-los, é preciso considerar o grau de responsividade e de exigência que apresentam na relação parental. E, por fim, para que seja um pai, mãe

AS CRIANÇAS CRIADAS COM DISCIPLINA AUTORITATIVA TENDEM A SER MAIS FELIZES E BEM-SUCEDIDAS, POIS VÃO SE SENTIR MAIS SEGURAS, VÃO TER MAIS FACILIDADE EM TOMAR DECISÕES, VÃO SABER AVALIAR OS RISCOS POR CONTA PRÓPRIA.

ou cuidador autoritativo, você precisa monitorar, supervisionar, estabelecer regras claras, coerentes e consistentes, definindo valores morais adotados pela cultura e pela família e apresentando consequências contingentes ao comportamento dos filhos.

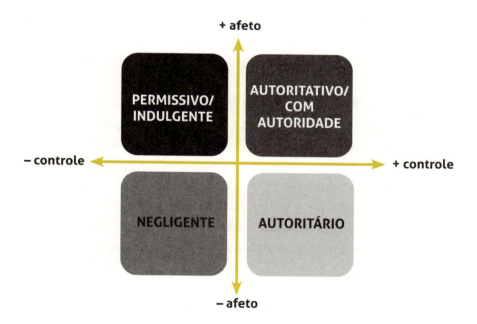

FIGURA 5: Os tipos parentais e seus perfis de acordo com seus papéis no controle do comportamento infantil e na intensidade do afeto

De acordo com psicólogos e pesquisadores da área, o tipo parental mais eficaz, principalmente no TOD, é o autoritativo, pois há um equilíbrio entre as expectativas depositadas nos filhos, o afeto demonstrado pelos pais e a firmeza dos limites. Assim, as crianças com pais autoritativos reconhecem a segurança do lar e, então, têm a oportunidade de crescer e desenvolver o valor próprio e suas potencialidades.

Não estamos dizendo que isso seja fácil, pelo contrário. Embora seja o estilo parental mais efetivo e também o mais desafiador, os pais terão de desenvolver habilidades excepcionais de cuidado que até então não lhe foram ensinadas.

Assim, quanto antes os pais identificarem o seu estilo parental predominante, bem como as práticas negativas de educação dos filhos, mais eficazes serão as intervenções, sendo possível interromper a instalação dos problemas de comportamento e, então, ter um prognóstico mais favorável.

Nesse sentido, a psicoterapia parental, a orientação parental aliada à psicoterapia infantil e o treinamento dos pais têm como objetivo direcionar os pais para manejar o comportamento dos filhos, ensinar comportamentos adequados e, ainda, corrigir comportamentos inadequados.

A seguir, sugerimos algumas orientações para que você possa potencializar comportamentos pró-sociais em seus filhos e, assim, reduzir comportamentos problemáticos, principalmente no TOD:

- Estabeleça regras claras e eficazes de acordo com a idade e o comportamento da criança.
- Supervisione os comportamentos adequados da criança e reforce-os com elogios.
- Desenvolva um relacionamento mais estreito entre os membros da família.
- Transmita comportamentos morais aos filhos mediante modelos próprios.
- Estimule diálogos referentes a temas como justiça, generosidade, empatia etc.
- Não converse em tom de voz agressivo nem expresse sentimentos negativos e opiniões de maneira impositiva.
- Esteja atento às necessidades físicas e emocionais da criança.

Ao seguir esses primeiros passos na mudança de manejo parental, aliados, quando necessário, às abordagens terapêuticas citadas, a tendência é que a criança com TOD tenha os comportamentos mais modelados e, com isso, desenvolva mais interações positivas familiares, sociais e acadêmicas.

Abordagem escolar no TOD

Para compreender como funciona o aprendizado escolar das crianças com TOD, devemos salientar alguns aspectos relacionados às abordagens utilizadas para aperfeiçoar os aspectos cognitivos na educação infantil e no ensino fundamental.

O que percebemos nas crianças com TOD é que as abordagens comportamental, cognitiva, emocional, social e psicomotora estimulam todos os processos do desenvolvimento infantil e estão inter-relacionadas.

Outro aspecto importante para compreender como funcionam os comportamentos dessas crianças é a **autorregulação**. Esse fator é importante, pois, muitas vezes, encaramos alguns comportamentos das crianças com TOD como falta ou excesso de cuidados ou, ainda, como algo direcionado exclusivamente para atingir o outro (a criança é mimada, faz birra ou fez algo direcionado a mim etc.). Mas, na verdade, isso está relacionado às alterações nos mecanismos de autorregulação no cérebro de crianças com TOD. Ter a consciência das causas desses comportamentos muda o olhar direcionado a elas, uma vez que não há como controlá-los, a não ser com medicação adequada.

Antes de detalharmos como devem ser essas abordagens, precisamos assimilar como opera essa autorregulação no cérebro dessas crianças.

O que é autorregulação?

A autorregulação é a habilidade de monitorar e modular a emoção, a cognição e o comportamento, para atingir um objetivo e/ou adaptar as demandas cognitivas e sociais a situações específicas.[14] Transtornos de autorregulação estão presentes no indivíduo que tem TDAH, TEA e TOD. O que devemos compreender é, portanto, que a autorregulação está relacionada ao fato de nos prepararmos frente a um estímulo, a uma demanda social, ao fato de sabermos direcionar a atenção conforme as interações vão ocorrendo. O aluno com TOD provavelmente apresentará problemas para lidar com fatores emocionais, cognitivos e comportamentais. Isso ocorre por causa das disfunções presentes nas áreas cerebrais que fazem essa regulação.

É importante estar ciente dos efeitos do mau funcionamento da autorregulação, pois, quando retratarmos como devem ser feitas as abordagens para lidar com eles, saberemos direcionar o aprendizado do aluno, adequando as demandas externas com o que ele dá conta.

Desenvolvimento da autorregulação

A estimulação da autorregulação ocorre a partir da estimulação com o meio, ou seja, ela é iniciada desde o nascimento da criança, assim que começam as primeiras sensações: fome, sono, vigília. Por isso o meio é extremamente importante para o desenvolvimento nos primeiros anos de vida das crianças. Por exemplo, ao ter fome, a criança chora e recebe o alimento. Perceber como suas ações e reações interagem com o meio permite se adequar às situações, começando a estabelecer previsibilidades. A previsibilidade deve

---
14 Sroufe (1995).

A AUTORREGULAÇÃO É A HABILIDADE DE MONITORAR E MODULAR A EMOÇÃO, A COGNIÇÃO E O COMPORTAMENTO, PARA ATINGIR UM OBJETIVO E/OU ADAPTAR AS DEMANDAS COGNITIVAS E SOCIAIS A SITUAÇÕES ESPECÍFICAS.

fazer parte da rotina escolar, principalmente para as crianças que apresentam algum transtorno de autorregulação.

Componentes do autocontrole

No desenvolvimento do processo de autocontrole, um mecanismo neuropsicológico importantíssimo de autorregulação, existe uma integração de processos regulatórios dos seguintes tipos: regulação cognitiva, regulação emocional e regulação comportamental.[15]

A regulação cognitiva, ou controle cognitivo, consiste na habilidade de reter mentalmente e manipular informação (memória de trabalho) e na capacidade de resistir à tentação de fazer algo (controle inibitório).[16] Todas as competências dessa habilidade estão prejudicadas em crianças com TOD; basta observarmos o caso de um comportamento impulsivo.

Esse tipo de funcionamento inclui uso de reflexão, competência e independência em completar tarefas e resolver problemas de forma racional e não emocional. São as habilidades de parar, refletir, fazer inferências, pensando racionalmente e não de maneira impulsiva. A regulação cognitiva envolve, portanto, relevantes mecanismos neurológicos, como atenção, inibição e compartilhamento de tarefas. A pessoa com TOD não consegue pensar antes de fazer; ela simplesmente faz.

Já a regulação emocional envolve as habilidades e estratégias que servem para manejar, modular, inibir e melhorar a ativação emocional, de modo a dar suporte à adaptação social e respostas não sociais.[17] Ou seja, trata-se do controle que temos de nossas

---

15 Vohs & Baumesiter (2011).

16 Paris e Newman (1990).

17 Calkins (2009).

emoções, o que impede, muitas vezes, de externalizarmos, de maneira efusiva ou agressiva, certos comportamentos. O TOD afeta essa habilidade, ocasionando dificuldades para o controle das emoções e do humor.

O desenvolvimento da habilidade de regular as emoções ocorre em torno do primeiro ano de vida. A partir dos 6 meses, a criança apresenta as seguintes emoções básicas: alegria, tristeza, surpresa, reserva, medo e raiva. A fase mais importante para a autorregulação na fase pré-escolar envolve o controle do ego e a resiliência do ego (até os 6 ou 7 anos, a criança acredita que tudo gira em torno dela; é a fase do egocentrismo), que são fatores que favorecem o ajustamento global.[18] Quando a criança começa a perceber o outro, a se colocar no lugar do outro e a compartilhar com o outro, a fase egocêntrica passa a ser controlada. Assim, a estimulação da resiliência e da empatia, ao ser feita desde muito cedo na vida da criança, oportuniza que ela possa adaptar-se a situações frustrantes, ou seja, que ela tenha de ceder.

A regulação comportamental, por sua vez, caracteriza-se pela habilidade de manejar ou controlar o próprio comportamento, que inclui obedecer às demandas e orientações dos adultos, controlar respostas impulsivas e engajar em atividades específicas. As crianças com TOD têm dificuldade em todos esses pontos, principalmente em controlar e modular seus comportamentos, pois tendem a sempre se opor a ordens dos adultos, na maioria das vezes somente pelo "prazer de se opor"; além disso, agem de maneira impulsiva e só desejam fazer parte de atividades que elas querem e de preferência quando querem e como querem. Podemos perceber a importância da regulação comportamental em todas as esferas da vida da criança com TOD, mas sobretudo na escola, onde há a condução dos adultos, com atividades que precisam ser feitas inde-

---

18 Causadias, Salvatore e Sroule (2012).

CRIANÇAS COM TOD
TÊM DIFICULDADE
EM CONTROLAR SEUS
COMPORTAMENTOS, POIS
TENDEM A SEMPRE SE
OPOR A ORDENS DOS
ADULTOS. AGEM DE
MANEIRA IMPULSIVA E SÓ
DESEJAM FAZER PARTE
DE ATIVIDADES QUE ELAS
QUEREM, QUANDO E
COMO QUEREM.
....

pendentemente de sua vontade. Podemos exemplificar a regulação comportamental quando uma criança tem de copiar alguma coisa do quadro ou parar para escutar e cumprir uma ordem que o professor deu. Uma criança com 4 ou 5 anos já consegue apresentar comportamentos adequados socialmente, como se comportar na hora do lanche na escola e cumprir demandas.

A qualidade do cuidador e o meio social ao qual essa criança é exposta podem influenciar o seu modo de existir/ser no mundo; assim, quanto mais positiva for a forma desse cuidador em conduzir limites, regras e rotinas, proporcionando um ambiente seguro para a criança, melhor. Isso também pode ser aplicado na escola, pois é onde muitas crianças passam a maior parte do tempo.

Há ainda outros dois tipos de regulação, estudados mais recentemente, que devemos mencionar: a regulação social e a regulação pró-social. A regulação social refere-se à capacidade de reconhecer, compreender, avaliar e agir de acordo com as sugestões sociais – em outras palavras, envolver-se em interações sociais, o que na escola acontece constantemente. Por exemplo, crianças demonstram autorregulação social quando respondem apropriadamente às pistas transmitidas por meio da expressão facial, conseguindo perceber expressões de braveza e tristeza ou tom de voz. As crianças com TOD têm dificuldade para interagir, pois muitas vezes não têm paciência e apresentam muita dificuldade ao primeiro sinal de contrariedade, e porque também costumam se opor a tudo e a todos.

A regulação pró-social diz respeito à capacidade de empatia e de demonstrar comportamentos que levam em direção a atividades positivas sociais,[19] como fazer amigos e ajudar os outros. Dessa forma, ela correlaciona a autorregulação. Por exemplo, uma criança que ajuda outra criança que caiu e se machucou demonstra preocupação.

---
19 Bronson (2000).

Em uma criança com TOD, percebemos que todas essas esferas de autorregulação estão alteradas, pois ela apresenta dificuldades em gerenciar qualquer situação que demande esforço. Entender esses conceitos de autocontrole/autorregulação nos possibilita entender por que essas crianças apresentam tantas atitudes explosivas, por que não param para pensar, por que acabam tendo comportamentos agressivos, com episódios de raiva, não se preocupando com os outros.

As maiores dificuldades de crianças com TOD

Ao nos depararmos com um quadro de TOD dentro do ambiente escolar, podemos elencar algumas dificuldades observáveis nas várias atividades escolares.

- Dificuldades de antecipação: pensar antes de fazer ou falar.
- Dificuldades de gerenciar o comportamento: não perceber erros e querer ter sempre razão.
- Dificuldades em gerenciar emoções.
- Dificuldades em seguir regras.
- Dificuldades em lidar com recusas e frustrações.
- Dificuldades em começar uma tarefa.
- Dificuldades em gerenciar o tempo, esperar e ser organizado.

As melhores estratégias para a abordagem comportamental

O gerenciamento eficaz do comportamento envolve dois tipos de intervenção: intervenções preventivas ou proativas e intervenções corretivas. Essencialmente, as intervenções preventivas visam criar um ambiente propício ao ensino, à aprendizagem e à prevenção de comportamentos inadequados. Além disso, encorajam o desenvolvimento dos comportamentos apropriados, ao passo que intervenções corretivas devem ser usadas quando os filhos e alunos estão envolvidos em comportamentos inadequados.

Pesquisas realizadas nos últimos quarenta anos demonstraram que os professores que organizam suas salas de aula efetivamente realizam mais intervenções preventivas do que seus colegas.[20] Assim, professores eficazes intervêm antes que surjam problemas. Em contrapartida, os professores que têm dificuldade em gerenciar o comportamento dos alunos tendem a intervir tarde demais ou não o fazer, sendo necessário interferir em resposta a comportamentos problemáticos em vez de evitá-los. É preciso realizar, portanto, intervenções preventivas que estimulem os alunos a desenvolver comportamentos positivos e, posteriormente, realizar intervenções corretivas em resposta a comportamentos inadequados.

Esses dois tipos de intervenção são necessários e complementares: se uma das engrenagens não estiver girando na direção certa, todo o mecanismo do gerenciamento comportamental será afetado.

Intervenções preventivas

Ao conduzirem o comportamento dos alunos, os professores devem concentrar-se, sobretudo, na prevenção. Preferencialmente, 80% das intervenções dos professores devem ser preventivas e 20% das intervenções devem ser corretivas.[21] Para uma abordagem preventiva,[22] os professores devem:

- Construir um relacionamento positivo com os alunos.
- Criar um ambiente seguro, ordenado, previsível e positivo.

---

20 Bissonette *et al.* (2010).

21 Weiss e Knoster (2008).

22 Ibidem.

- Treinar e supervisionar os alunos de maneira contínua.
- Manter a sala de aula organizada (ter planejamento).
- Usar estratégias de ensino eficazes (partindo de fundamentação teórica e científica).

Construindo um bom relacionamento com os alunos

Pode parecer óbvio sugerir um bom relacionamento com os alunos, mas, considerando a diversidade de uma sala de aula, muitas vezes não será fácil atingir a todos. Para os professores, manter um bom relacionamento com os alunos é diferente de interagir com amigos próximos em sua vida cotidiana.

No trabalho, não escolhemos as pessoas com as quais interagimos. Com alguns alunos, os professores podem fazer uma conexão natural, enquanto é mais difícil fazer o mesmo com outros. No entanto, estabelecer um bom relacionamento é um componente essencial do gerenciamento eficaz da sala de aula. É por isso que os professores devem estar familiarizados com as estratégias apropriadas para gerenciar sua sala de aula, por exemplo, ter expectativas altas e realistas para todos os alunos, cumprimentá-los quando entrarem na sala de aula, ouvi-los, demonstrar empatia, interagir com eles etc.

Criando um ambiente seguro, ordenado, previsível e positivo

Para criar tal ambiente, os professores devem ter expectativas claras para todos os seus alunos, incluindo aqueles com TOD. Estabelecer expectativas consiste em criar padrões comportamentais para a sala de aula e garantir o desenvolvimento de comportamentos apropriados dos alunos. Não consiste em fazer uma lista interminável de coisas a não fazer. Em vez disso, é uma questão de focar três a cinco valores (por exemplo, ser respeitoso, ser responsável etc.) e defini-los em termos práticos por meio de comportamentos

É PRECISO REALIZAR, PORTANTO, INTERVENÇÕES PREVENTIVAS QUE ESTIMULEM OS ALUNOS A DESENVOLVER COMPORTAMENTOS POSITIVOS E, POSTERIORMENTE, REALIZAR INTERVENÇÕES CORRETIVAS EM RESPOSTA A COMPORTAMENTOS INADEQUADOS.

específicos no contexto da vida diária em sala de aula. Esse exercício leva a um modelo que proporciona aos alunos um tipo de roteiro ou mapa comportamental, fornecendo informações específicas sobre como agir.

Os comportamentos desejados não são apenas nomeados, mas são explicitamente ensinados por meio de modelagem e práticas guiadas (contar histórias, mostrar o que pode e o que não pode ser feito). É importante que eles saibam o que vai acontecer e o que eles devem fazer, mantendo um alto nível de previsibilidade. Identificar os valores desejados e torná-los concretos por meio de comportamentos específicos a serem adotados em sala de aula cria um alto nível de previsibilidade, que ajuda os alunos a perceber que têm algum poder sobre o próprio comportamento.

Treinando e supervisionando seus alunos em uma base contínua

A capacidade de efetivamente supervisionar e treinar o comportamento do aluno é uma das melhores maneiras de evitar que problemas de disciplina sejam desenvolvidos tanto na sala de aula como nos demais espaços da escola.[23]

Várias estratégias permitem que os professores forneçam *coaching* (levar o aluno de um ponto a outro) e supervisão eficazes: revisando periodicamente regras e expectativas (pré-correção), supervisionando constantemente os alunos (examinando regularmente a sala de aula), movimentando-se pela sala de aula (ocupando todo o espaço) e lidando rapidamente com problemas.

Organizando a sala de aula

Uma sala de aula bem organizada é um ambiente estruturado em que uma quantidade mínima de tempo é desperdiçada e uma

---
23 Boynton e Boynton (2009).

quantidade máxima de tempo é dedicada ao ensino e à aprendizagem. Durante momentos não estruturados, quando o tempo é desperdiçado, os alunos tendem a se comportar mal.

Alguns estudiosos[24] propõem várias estratégias para garantir que a sala de aula seja organizada de maneira otimizada, atribuindo assentos aos alunos no início do ano, organizando os móveis para que todos os alunos possam ver o professor facilmente, distribuindo e coletando materiais didáticos de maneira ordenada e explicitamente ensinando essa rotina. Ter uma sala de aula organizada fornece estrutura para todos os alunos, sobretudo para aqueles com problemas de aprendizagem e fracas habilidades.

Usando estratégias de ensino eficazes

O objetivo de um professor não deve ser apenas criar uma sala de aula organizada e pacífica. Acima de tudo, a sala de aula deve ser um lugar em que os alunos possam aprender e reaprender. É aqui que o gerenciamento de comportamento e o gerenciamento de aprendizado se encontram. Atividades bem planejadas incentivam os alunos a se envolver e se engajar nas tarefas, o que por si só reduzirá os possíveis problemas de gerenciamento da sala de aula.

Pesquisas sobre o ensino, em particular o ensino de disciplinas básicas para alunos com dificuldades de aprendizagem, produziram resultados robustos e convergentes. De fato, mostraram os aspectos positivos associados a métodos de ensino explícitos e recíprocos – atentando-se em repassar detalhadamente as orientações para a realização das atividades.[25]

A instrução explícita inclui três componentes: modelar habilidades, fornecer prática guiada com a habilidade e proporcionar oportunidade para o uso independentemente da habilidade. É pre-

---

24 Evertson *et al.* (2008)
25 Bissonnette *et al.* (2010).

ciso, portanto, mostrar como algo deve ser feito, pegar um exemplo prático e apresentar para essa criança antes de solicitar que ela o realize sozinha.

O ensino recíproco envolve ensinar aos alunos uma habilidade ou conteúdo e depois fazer com que eles ensinem outros alunos. Isso é mais comumente usado no ensino em pequenos grupos – em lições baseadas em conteúdo ou em habilidades. Nas aulas baseadas em conteúdo, isso pode incluir o uso da abordagem de grupo pequeno ao aprendizado; em lições baseadas em habilidades, instruções de leitura com foco em fazer previsões, resumir ou identificar ideias-chave.

A importância de criar um ambiente na sala de aula que seja positivo, encorajador e solidário

Muitos pais e professores de crianças com TOD queixam-se do ambiente escolar. Na escola, há demandas específicas, todos precisam executar determinadas tarefas, e regras devem ser seguidas independentemente da vontade de cada um; alunos, professores e demais funcionários precisam dividir o mesmo espaço, respeitando regras, rotinas e limites. Por isso, listamos algumas dicas importantes, que vão ajudar muito no dia a dia com os alunos, sobretudo com alunos com TOD:

- Forneça aos alunos incentivos e dê preferência ao feedback positivo do que negativo.
- Tenha expectativas positivas e altas para cada aluno.
- Forneça aos alunos um feedback positivo e específico sobre sua capacidade de mostrar um comportamento adequado na sala de aula (por exemplo, *Obrigado por caminhar tranquilamente até a porta* em vez de apenas falar *Bom trabalho*).

- Ajude os alunos a demonstrar comportamentos apropriados, dando-lhes sugestões. Reforce o comportamento com um feedback específico (por exemplo: *Lembre-se: levante a mão para pedir ajuda* e *Obrigado, João, por levantar sua mão para pedir ajuda*).

Regras de ensino: lembrando os alunos dos principais regulamentos e expectativas

É muito importante trabalhar preventivamente o gerenciamento de comportamentos inadequados, bem como deixar claro os comportamentos esperados, sempre reforçando os positivos mais que os negativos. Fazer isso diariamente possibilita efetividade na prática escolar. A sistematicidade é necessária para que esses lembretes virem rotina e façam parte do dia a dia dos alunos. Podemos direcionar os alunos a seguir as regras comportamentais necessárias para interações no ambiente escolar das seguintes maneiras:

- Certifique-se de que os alunos entendam o que o comportamento apropriado parece e representa (por exemplo, explique o que eles devem dizer ou fazer quando precisarem de ajuda).
- Seja explícito, modele o comportamento, dê uma prática guiada e forneça um reforço quando o aluno ainda não tiver entendido.
- Forneça aos alunos, de maneira positiva, dicas visuais (por exemplo, cartazes) para lembrá-los de regras (fale *Por favor, caminhe* em vez de *Não corra*).
- Use estratégias preventivas, como lembretes positivos (isto é, sugestões), de comportamentos e expectativas apropriados

O OBJETIVO DE UM PROFESSOR NÃO DEVE SER APENAS CRIAR UMA SALA DE AULA ORGANIZADA E PACÍFICA. ACIMA DE TUDO, A SALA DE AULA DEVE SER UM LUGAR EM QUE OS ALUNOS POSSAM APRENDER E REAPRENDER.

para uma determinada situação, em vez de fornecer feedback negativo, uma vez que o mau comportamento já tenha ocorrido. Por exemplo, antes de iniciar uma aula em pequenos grupos, lembre a todos os alunos que levantem as mãos quando quiserem falar, para que apenas um aluno fale de cada vez.

Configurações de rotinas de sala de aula para alunos com TOD

Alunos com TOD podem precisar rever rotinas com frequência e receber dicas ilustrando os principais passos ou listas de checagem de ações orientadoras. Por essa razão, é necessário que o professor elabore configurações de rotinas da sala de aula para várias tarefas ou ações: listas com as atividades diárias (como pegar e guardar o material), realizar a tarefa de matemática, horário para o lanche etc. Faça com que os alunos participem ativamente do cotidiano escolar e, para isso, peça ajuda para realizar atividades básicas, como ajudar a apagar o quadro, pegar algum objeto na secretaria ou dentro da sala de aula etc.

Melhorando o comportamendo do aluno com TOD em sala de aula: estratégias de gestão de comportamento

Depois de percorrermos um caminho geral sobre o contato de professores e alunos, vamos, agora, retratar a parte prática direcionada aos alunos com TOD. Eles também tendem a responder positivamente a técnicas de gerenciamento de comportamento orientadas a partir da consciência das consequências geradas por suas ações, estando acompanhadas por estratégias proativas destinadas a aumentar o sucesso acadêmico e reduzir comportamentos inadequados.

Há várias abordagens que fornecem descrições claras de técnicas de gerenciamento comportamental orientadas para tomada de consciência das consequências. A abordagem da psicologia positiva é uma delas. Esse estudo científico pode ser determinado como promoção das experiências e dos aspectos positivos do ser humano, suas potencialidades e motivações, além dos fatores que incentivam os indivíduos a apresentar mudanças positivas de comportamento. A Psicologia positiva almeja, portanto, utilizar mecanismos para reconhecer e aplicar meios que viabilizem o desenvolvimento e o funcionamento positivo dos indivíduos, elevando seus níveis de emoções, relacionamentos e realizações pessoais.

A Psicologia positiva é uma abordagem interessante para a melhora de comportamentos de crianças com TOD. Após técnicas de reforço positivo é possível verificar a redução de comportamentos negativos. Utilizar essa abordagem incentiva boas ações; por isso, quando são apresentados bons comportamentos, devemos realizar o reforço positivo: busque sempre elogiar atitudes positivas da criança.

Utilizar o reforço positivo na sala de aula recompensa e incentiva alunos a repetir comportamentos desejados. É necessário enquadrar o tipo de reforço de acordo com a idade de cada aluno, sabendo adequar-se ao nível cognitivo e emocional dessas crianças. Ao se deparar com um aluno inquieto, com dificuldades de permanecer sentado prestando atenção, o professor pode utilizar meios de recompensa do interesse desse aluno para fazer com que ele melhore esse comportamento. Por exemplo, um garoto não ficava sentado na cadeira, mas melhorou esse comportamento quando o professor passou a entregar adesivos – algo de que ele gosta – para os alunos que conseguem permanecer sentados prestando atenção. Podemos destacar outros exemplos de reforço positivo na sala de aula:

- O reforço direto: quando o aluno atinge diretamente o comportamento desejado. Por exemplo, uma criança que realiza bem uma atividade em grupo provavelmente será convidada a participar desse grupo outras vezes.
- Reforços sociais: são incentivos externos (de professores, pais etc.) que envolvem uma expressão de aprovação e elogio pelo comportamento adequado, como comentários (*Muito bem!, Parabéns!* e *Ótimo, continue assim!*), aprovações por escrito (escrever *Parabéns* ou utilizar carimbos), outras expressões de aprovação (sorrir, balançar a cabeça, bater palmas etc.).
- Reforçar atividades: consiste em permitir que os alunos participem de atividades de que gostem à medida que forem apresentando bons comportamentos. Por exemplo, brincar com algum jogo com outros colegas.
- Reforços tangíveis: estímulos materiais, como brinquedos, balões, adesivos, prêmios etc. Esse reforço deve ser adequado a cada criança. Por exemplo, entregar certificados por escrito por alguma tarefa positiva realizada.
- Reforço de *token*: o professor pode utilizar algum material, como ingressos, selos, adesivos, e, quando os alunos atingirem determinada quantidade (por exemplo, dez adesivos), podem trocar por algum prêmio.

Outra atividade que pode ser feita pelos professores para o reforço positivo é "Retorne para a carta". Cada aluno recebe um envelope com quatro cartões: verde, amarelo, laranja e vermelho. No início da aula, todos estão no cartão verde, mas, caso ocorra algum comportamento negativo, como interromper a aula, ele deverá ir para o cartão amarelo e assim sucessivamente: apresentou um comportamento negativo, retorna para uma carta inferior; apresentou comportamento positivo, retorna de maneira crescente

A PSICOLOGIA POSITIVA ALMEJA, PORTANTO, UTILIZAR MECANISMOS PARA RECONHECER E APLICAR MEIOS QUE VIABILIZEM O DESENVOLVIMENTO E O FUNCIONAMENTO POSITIVO DOS INDIVÍDUOS, ELEVANDO SEUS NÍVEIS DE EMOÇÕES, RELACIONAMENTOS E REALIZAÇÕES PESSOAIS.

(verde = ótimo trabalho; amarelo = cartão de aviso; laranja = segundo cartão de aviso; vermelho = contato com os pais).

Os contratos de comportamento também servem para auxiliar professores a incentivar e obter resultados satisfatórios em relação aos comportamentos negativos de alunos. Para realizá-los é necessário criar uma linguagem simples e fácil para que os alunos entendam, colocar metas atingíveis e de fácil alcance, e que o professor seja consistente com as regras do contrato, pois os alunos podem apresentar comportamentos inadequados conforme perceberem oscilações das regras. Para montar esse contrato você deve colocar o nome do estudante, a data e a turma da qual ele faz parte. Em seguida, redigir o texto: *O aluno _____ seguirá todas as instruções do professor na primeira vez em que for feito o pedido. Caso ele se recuse a realizá-las, serão anotadas em uma folha de acompanhamento....* Nesse contrato podem ser colocadas todas as regras que o aluno deve seguir, e o professor pode utilizar a folha de acompanhamento como uma maneira de controlar e também mostrar os pontos perdidos e ganhos. Caso se saia bem, o aluno pode realizar uma atividade de que goste (ou qualquer atividade prazerosa que seja vista como recompensa pelo bom comportamento).

Esses são apenas alguns exemplos, mas cada professor reconhece a realidade de seus alunos e da sala de aula em que ensina e saberá quais meios seguir para realizar a psicologia positiva no espaço escolar.

Essa abordagem pode trazer inúmeros benefícios comportamentais, sociais e emocionais para os alunos. Quando observamos o comportamento de alunos com TOD, ou qualquer transtorno, entendemos a necessidade de saber adequar os ambientes escolares para melhorar esses comportamentos, considerando, principalmente, as dificuldades que eles apresentam em seguir regras e em conviver com os outros. Levar o reforço positivo para a realidade da escola pode mudar a forma como eles se relacionam uns com outros e como veem a sala de aula: eles podem incentivar uns aos outros a seguirem comportamentos positivos conforme receberem estímulos, passarem a desejar estar na sala de aula, além de sentirem mais entusiasmo, foco e motivação.

Abordagem emocional

Algumas crianças que têm dificuldade em gerenciar suas emoções, podem ser incapazes de frear seus sentimentos quando estão zangadas ou estressadas. Outras têm de esforçar-se para se preparar para fazer algo quando se sentem entediadas. As crianças com TOD, mais do que outras pessoas, ficam frustradas e têm pequenos aborrecimentos mais rápido, preocupam-se muito por muito tempo com coisas pequenas, têm problemas para se acalmar quando estão irritadas ou com raiva, sentem-se feridas ou ofendidas mesmo com pequenas críticas e sentem urgência excessiva para conseguir algo que querem imediatamente.

Como outras pessoas, as crianças com TOD não são iguais em seus temperamentos. Algumas são mais descontraídas ou tímidas; outras são mais reativas, sinceras e agressivas. Muitas vezes, elas não têm a mesma capacidade de gerenciar suas emoções do que outras crianças da mesma idade e têm menos capacidade de reagir às próprias emoções usando os recursos de raciocínio do cérebro.

Em geral, crianças com esse transtorno têm problemas com a memória de trabalho, e isso faz com que tenham dificuldade em visualizar as situações de maneira mais ampla. Por isso, tendem a ficar presas naquilo que está fazendo mais sentido naquele momento.

Também levam mais tempo para conseguir se acalmar e obter perspectiva da situação; portanto, é mais provável que se envolvam nas próprias emoções. Com isso, podem apresentar desânimo, frustração ou raiva, sentir medo para iniciar novas tarefas, desistir rapidamente de uma tarefa que estejam fazendo, relutar para começar uma obrigação (tentam desviar a atenção com outros comportamentos), evitar interações com outras pessoas, ser extremamente agressivas, ser impulsivas em suas reações emocionais e ter uma sensibilidade extrema à reprovação ou à frustração.

Para reverter ou diminuir esses comportamentos, comece reconhecendo como a criança está se sentindo: *Eu posso ver quão desapontada você está porque ficou em segundo lugar na feira de ciências*, evite discutir se ela deveria estar se sentindo assim, pois isso geralmente aumenta o problema. Uma vez que ela esteja calma, ofereça-se para ajudá-la a descobrir uma maneira melhor de lidar com essa emoção – uma que possa ajudá-la a mudar seu pensamento. Por exemplo, você poderia dizer:

- *Eu sei que você está chateada e só quer sair da feira de ciências e ir para casa. Mas estou orgulhoso do que você fez.*
- *Eu sei que você trabalhou duro nisso e muitas pessoas que olharam pareciam impressionadas. Mesmo que você se sinta realmente desapontada com a obtenção do segundo lugar em vez do primeiro, você ainda tem boas razões para se orgulhar do que fez.*

O TOD pode ter relação com ansiedade, depressão, raiva e alterações de humor (transtorno bipolar). Por isso, trabalhe o reconhecimento dos sentimentos e emoções da criança: ela realmente está triste ou na verdade está com raiva? Um bom recurso é fazer carinhas de papel e recortar, e pedir à criança que expresse esses sentimentos para melhorar a identificação de suas emoções.

CRIANÇAS COM TOD TÊM PROBLEMAS COM A MEMÓRIA DE TRABALHO, E ISSO FAZ COM QUE TENHAM DIFICULDADE EM VISUALIZAR AS SITUAÇÕES DE MANEIRA MAIS AMPLA. POR ISSO, TENDEM A FICAR PRESAS NAQUILO QUE ESTÁ FAZENDO MAIS SENTIDO NAQUELE MOMENTO.

Abordagem cognitiva

Para compreendermos como funciona a abordagem cognitiva, devemos destacar como é o funcionamento de uma sala de aula sem erros.

O gerenciamento de uma sala de aula sem erro é um tipo específico de abordagem proativa que se baseia na aprendizagem sem erro, que envolve o aumento gradual das demandas dos alunos, ao mesmo tempo que diminui o apoio.

Sabemos que crianças com TOD apresentam muitas dificuldades em lidar com o erro, como apagar e refazer um exercício. O que, para muitos, é algo normal, para elas é como uma batalha fatigante; por isso são tão necessários um bom planejamento e uma boa estruturação das atividades, para ir ao encontro do que elas podem fazer. Com elas a abordagem de aprendizagem com erro é extremamente prejudicial, visto que elas não lidam com o erro de maneira construtiva.

Todas essas abordagens devem ser feitas na escola, mas em conjunto com os profissionais de saúde e pais. Não existem receitas corretas, mas, sim, caminhos que devem ser trilhados. O conjunto de medidas deve ser administrado pela família, pelos profissionais de saúde e pelos professores, todos eles em sintonia para proporcionar a melhora e o desenvolvimento de uma criança opositora. Somente assim as condutas serão feitas de modo efetivo, minimizando os prejuízos a longo prazo e otimizando o potencial de cada um.

CONSIDERAÇÕES FINAIS

Procuramos trazer neste livro os conhecimentos mais atuais, relevantes e com embasamento científico para dar aos leitores uma visão ampla do TOD. O foco foi pontuar seus sinais clínicos e comportamentais, apresentar os processos de identificação, confirmação diagnóstica e meios diversos e integrados de tratamento. Esperamos que tenha ficado claro que a condução mais eficaz do TOD passa pela família, e que a consciência desta sobre o que ele significa é fundamental para se obterem os melhores resultados.

Conhecer e entender o TOD é o primeiro passo, mas nada teria sentido se esse conhecimento ficasse desconectado das evidências científicas e dos resultados das pesquisas mais recentes. À luz das pesquisas, as certezas aumentam e as diretrizes passadas acabam ganhando um corpo maior, dando mais tranquilidade aos pais inseguros e que vêm sofrendo severamente com seu filho opositor.

Ouvimos no consultório, nestes anos todos, lamentos de pais que nunca foram orientados nem sequer estimulados a atentar aos comportamentos dos filhos. Isso, com certeza, é alimentado pelo desconhecimento generalizado, mas também pela falsa sensação de que é o *jeitinho dele* ou que *parece com seu pai* e, portanto, não é nada... Nada mais falso! O sofrimento daqueles que têm TOD ou que convivem com pessoas com o transtorno e o impacto generalizado nos relacionamentos e na evolução social, escolar e financeira da família desmentem esses mitos.

Muitas vezes, o despreparo em ouvir, perguntar e prever a resposta que normalmente esperamos na avaliação desses pacientes induz os profissionais de saúde e de educação a não perceberem os sintomas, o que pode postergar a identificação do transtorno. O diagnóstico tardio do TOD pode devastar vínculos afetivos e destruir uma família e o elo do jovem com a escola e, mesmo após o diagnóstico, pode ficar a ideia de que bastam ações pontuais da família e de professores que tudo vai dar certo. Isso pode se revelar um fracasso, pois existem situações mais complexas que exigem estratégias mais individuais, intensivas e com recorrente necessidade de reavaliação.

Nesse contexto, a escola deve estar firmemente engajada com professores treinados e orientados por especialistas para antecipar e direcionar conflitos. Infelizmente, não vemos essa realidade acontecer espontaneamente, pois, na educação, ainda impera a cultura de não "patologizar" os alunos, deixando problemas de comportamento corroerem relações de autoridade e o respeito outrora sacramentado à instituição. Ter postura "psicoeducativa" e direcionada a lapidar os solavancos é essencial para equilibrar o mais cedo e rápido possível a interação do aluno com TOD com as demais pessoas da escola, especialmente com a figura do professor. Os profissionais das escolas podem buscar cursos e especializações que os preparem para esse manejo, mas é importante que eles realmente se envolvam com afinco e proximidade nessa empreitada, dialogando com os pais e vendo sempre o lado positivo e bom desse aluno.

Os profissionais de saúde, por sua vez, devem estar cada vez mais preparados para a possibilidade de agir nas entrelinhas de suas terapias. Uma fonoaudióloga, por exemplo, deverá saber "temperar" suas intervenções com "petiscos" de manejo do TOD em suas

O DESPREPARO EM OUVIR, PERGUNTAR E PREVER A RESPOSTA QUE NORMALMENTE ESPERAMOS NA AVALIAÇÃO DE PACIENTES INDUZ OS PROFISSIONAIS DE SAÚDE E DE EDUCAÇÃO A NÃO PERCEBEREM OS SINTOMAS, O QUE PODE POSTERGAR A IDENTIFICAÇÃO DO TRANSTORNO.

sessões no ambiente terapêutico, senão não conseguirá desse paciente a resposta necessária para "obedecer" aos seus comandos. Aos psicólogos, recomendamos aprofundamento nas terapias comportamentais citadas neste livro, mesmo que sejam de linhas teóricas distintas. Aos psiquiatras, uma dica valiosa: a medicação, sozinha, de nada vai resolver os sintomas do transtorno nem consolidar a longo prazo os aparentes bons resultados iniciais sem que haja real manejo comportamental e comprometimento familiar com os passos descritos no livro.

A cura do TOD ainda é um enigma, pois transtornos de comportamento apresentam perfis heterogêneos. O reconhecimento de ter ou não superado o TOD depende muito mais de verificar se houve ou não a redução quantitativa e qualitativa dos sintomas e quanto essa redução passou a ser abaixo do limiar para considerar se está em um espectro de doença ou não. O importante é que se verifique, na evolução, uma queda dos prejuízos mais severos e uma maior percepção, pela família e pela escola, de que a funcionalidade social dessa criança, jovem ou adulto encontra-se equilibrada e coerente com os avanços previstos nos protocolos das terapias e na opinião generalizada de todos à sua volta nos mais diversos espaços sociais.

É admirável ver como o interesse pelo tema e pela identificação e condução do transtorno tem crescido. As dúvidas e os inúmeros pedidos de socorro de muitos pais/cuidadores alimentaram nossa iniciativa de escrever este livro. Como o conhecimento, a exemplo do próprio TOD, varia de pessoa para pessoa, podemos concluir o livro com a certeza de que ele é o ponto de partida para alguns, aprofundamento para outros e uma atualização para muitos profissionais. Como um meio de aprender mais sobre um assunto tão complexo e de panorama e horizontes ainda de limites indefinidos, esperamos que esta obra seja um instrumento de esperança e parâmetro seguro para as famílias dessas crianças e jovens com TOD.

TRANSTORNOS DE COMPORTAMENTO APRESENTAM PERFIS HETEROGÊNEOS E É IMPORTANTE A QUEDA DOS PREJUÍZOS MAIS SEVEROS E MAIOR PERCEPÇÃO DE QUE A FUNCIONALIDADE SOCIAL DESSE JOVEM OU ADULTO ENCONTRA-SE EQUILIBRADA.

REFERÊNCIAS BIBLIOGRÁFICAS

AEBI, M. *et al.* Oppositional Defiant Disorder Dimensions and Subtypes among Detained Male Adolescent Offenders. *Journal of Child Psychology and Psychiatry*, v. 57, n. 6, 2016. pp. 729-36.

AMERICAN Psychiatry Association. *Diagnostic and Statical Manual of Mental Disorders – DSM-5*. 5. ed. Washington: APA, 2013.

ANDRADE, B. F. *et al.* A Systematic Review and Evaluation of Clinical Practice Guidelines for Children and Youth with Disruptive Behavior: Rigor of Development and Recommendations for Use. *Clinical Child and Family Psychologu Review*, 2019. pp. 1-19.

ANGOLD, A.; COSTELLO, E. J. Toward establishing an empirical basis for the diagnosis of oppositional defiant disorder. *Journal of the American Academy of Child and Adolescent Psychiatry*, Baltimore, v. 35, n. 9, p. 1205-12, set. 1996.

AZEREDO, A.; MOREIRA, D.; BARBOSA, F. ADHD, CD, and ODD: Systematic Review of Genetic and Environmental Risk Factors. *Research in Developmental Disabilities*, n. 82, 2018. pp. 10-9.

BAUMRIND, D. *Effects of Authoritative Parental Control on Child Behavior.* Em Child Development. California: University of California, Berkeley, 1966. pp. 887-907.

BAUMRIND, D. *Parental disciplinary patterns and social competence in children.* Youth & Society, v. 9, n. 3, 1978. pp 239-267.

BIEDERMAN, J. *et al.* CBCL Clinical Scales Discriminate ADHD Youth with Structured-Interview Derived Diagnosis of Oppositional Defiance Disorder (ODD). *Journal of Attention Disorders*, v. 12, n. 1, 2008. pp. 76-82.

BISSONNETTE, S., RICHARD, M., GAUTHIER, C. & BOUCHARD, C. Quelles sont les stratégies d'enseignement efficaces favorisant les apprentissages fondamentaux auprès des élèves en difficulté de niveau élémentaire? Résultats d'une méga-analyse. *Revue de recherche appliquée sur l'apprentissage*, v. 3, n. 1, 2010. pp 1-35.

BOYNTON, M., & BOYNTON, C. *Prévenir et régler les problèmes de discipline* (M. Mercier, trans.). Montréal, QC: Chenelière Éducation, 2009.

BRITES, C.; SERGEANT, J. A. TDAH à luz do modelo cognitivo-energético. In: CIASCA, S. M; RODRIGUES, S. D; AZONI, C. A. S. *Transtornos do desenvolvimento*: da identificação precoce às estratégias de intervenção. São Paulo: Book Toy, 2014.

BRONSON, M. B. *Self-regulation in early childhood*: Nature and nurture. New York, NY, US: Guilford Press, 2000.

BROUWERS, M. *et al.* AGREE II: Advancing Guideline Development, Reporting and Evaluation in Healthcare. *Canadian Medical Association Journal*, n. 182, 2010. pp. e839-42.

BURKE, J. D.; LOEBER, R.; BIRMAHER, B. Oppositional Defiant Disorder and Conduct Disorder: A Review of the Past 10 Years, Part II. *Journal of the American Academy of Child and Adolescent Psychiatry*, v. 41, n. 11, 2002. pp. 1.275-93.

BURKE, J. D.; ROWE, R.; BOYLAN, K. Functional Outcomes of Child and Adolescent ODD Symptoms in Young Adult Men. *Journal of Child Psychology and Psychiatry*, v. 55, n. 3, 2014. pp. 264-72.

BUSTAMANTE, E. E. *et al*. Randomized Controlled Trial of Exercise for ADHD and Disruptive Behavior Disorders. *Medicine & Science in Sports & Exercise*, v. 48, n. 7, 2016. pp. 1397-407.

CALKINS, S. Regulatory competence and early disruptive behavior problems: The role of physiological regulation. In S. L. Olson & A. J. Sameroff (Eds.), *Biopsychosocial regulatory processes in the development of childhood behavioral problems*. New York: Cambridge University Press, 2009. pp. 86-107.

CAUSADIAS, J. M., SALVATORE, J. E., & SROUFE, L. A. Early patterns of self-regulation as risk and promotive factors in development: A longitudinal study from childhood to adulthood in a high-risk sample. *International Journal of Behavioral Development*, n. 36, v. 4, 2012. pp. 293-302.

COMMUNITY University Partnership for the Study of Children, Youth, and Families. *Review of the Behavior Assessment System for Children – Second Edition (BASC2)*. Edmonton, Alberta, Canadá: Author, 2011.

DANFORTH, J. S. A Flow Chart of Behavior Management Strategies for Families of Children with Co-Occurring Attention-Deficit Hyperactivity Disorder and Conduct Problem Behavior. *Behaviour Analysis in Practice*, n. 9, 2016. pp. 64-76. Defiant Disorder and Conduct Disorder. *The Wiley Handbook of Disruptive and Impulse-Control Disorders*. 5. ed. 2018.

DICHTER, G. S.; DAMIANO, C. A.; ALLEN, J. A. Reward Circuitry Dysfunction in Psychiatric and Neurodevelopmental Disorders and Genetic Syndromes: Animal Models and Clinical Findings. *Journal of Neurodevelopmental Disorders*, v. 4, n. 19, 2012. pp. 1-43.

EFFERSON, L. M.; GLENN, A. L. The Neurobiology of Oppositional. EPSTEIN, R. *et al*. Psychosocial and Pharmacologic Interventions for Disruptive Behavior in Children and Adolescents. Comparative Effectiveness Review No. 154. (Prepared by the Vanderbilt Evidence-based Practice Center under Contract No. 290-2012-00009-I.) AHRQ Publication No. 15 (16)- EHC019-EF. Rockville, MD: Agency for Healthcare Research and Quality; October 2015.

ESSAU, C. A.; SASAGAWA, S.; FRICK, P. J. Callous-Unemotional Traits in a Community Sample of Adolescents. Assessment, n. 2, 2006. pp. 1-16.

ESTANISLAU, G. M., BRESSAN, R. A. (org.) *Saúde mental na escola*: o que os educadores devem saber. Porto Alegre: Artmed, 2014.

EVERTSON, C., & POOLE, I. *Proactive Classroom management.* 21st century education: A reference handbook, 2008.

FANTE, C.; PEDRA, J. A. *Bullying escolar*: perguntas e respostas. Porto Alegre: Artmed, 2008.

FRICK, P. J.; LAHEY, B. B.; LOEBER, R.; STOUTHAMER-LOEBER, M.; CHRIST, M.A.; HANSON, K. Familial risk factors to oppositional defiant disorder and conduct disorder: parental psychopathology and maternal parenting. *Journal of Consulting and Clinical Psychology*, Department of Psychology, University of Alabama, Tuscaloosa, v. 60, n. 1, 1992. pp. 49-55.

FRICK, P. J.; WHITE, S. F. Research Review: The Importance of Callous-Unemotional Traits for Developmental Models of Aggressive and Antisocial Behavior. *Journal of Child Psychology and Psychiatry*, v. 49, n. 4, 2008. pp. 359-75.

GALANTER, C. A.; JENSEN, P. S. *DSM-IV-TR-IV-TR Casebook and Treatment Guide for Child Mental Health.* Washington: APA, 2009.

GHOSH, A.; RAY, A.; BASU, A. Oppositional Defiant Disorder: Current Insight. *Psychology Research and Behavior Management*, n. 10, 2017. pp. 353-67.

GOERTZ DORTEN, A. *et al.* Efficacy of Individualized Social Competence Training for Children with Oppositional Defiant Disorders/

Conduct Disorders: a Randomized Controlled Trial with an Active Control Group. *European Child & Adolescent Psychiatry*, 2018.

GOMIDE, P.I.C. Estilos parentais e comportamento anti-social. In A. Del Prette & Z. Del Prette (Orgs.). *Habilidades sociais, desenvolvimento e aprendizagem: questões conceituais, avaliação e intervenção.* Campinas: Alínea, 2003.

HAMILTON, S. S.; ARMANDO, J. Oppositional Defiant Disorder. *American Family Physician*, v. 78, n. 7, 2008. pp. 861-6.

HOBSON, C. W.; SCOTT, S.; RUBIA, K. Investigation of Cool and Hot Executive Function in ODD/CD Independently of ADHD. *Journal of Child Psychology and Psychiatry*, v. 52, n. 10, 2011. pp. 1.035-43.

HOMMERSEN, P.*et al.* Oppositional Defiant Disorder Rating Scale: Preliminary Evidence of Reliability and Validity. *Journal of Emotional and Behavioural Disorders*, v. 14, n. 2, 2006. pp. 118-25.

KOPP, C. B. Antecedents of self-regulation: A developmental perspective. *Developmental Psychology*, v. 18, n. 2, 1982. pp 199-214

LAVIGNE, J. V. *et al*. Predictors and Correlates of Completing Behavioral Parent Training for the Treatment of Oppositional Defiant Disorder in Pediatric Primary Care. *Behavior Theraphy*, v. 41, n. 2, 2010. pp. 198-211.

LOBO, B. O. M.; FLACH, K; ANDRETTA, I. Treinamento de pais na terapia cognitivo-comportamental para crianças com transtornos externalizantes. *Psicologia em Pesquisa.*, v. 5, n. 2, 2011. pp. 126-34.

MAIN, M.; SOLOMON J. Discovery of an insecure-disorganized/disoriented attachment pattern. In: T. B. Brazelton & M. W. Yogman (Eds.), *Affective development in infancy*. Westport, CT, US: Ablex Publishing, 1986. pp. 95-124.

MATTHYS, W.; VANDERSCHUREN, L.J.M.J.; SCHUTTER, D.J.L.G. The Neurobiology of Oppositional Defiant Disorder and Conduct Disorder: Altered Functioning in Three Mental Domains. *Development and Psychopathology*, supl. 1, 2013. pp. 193-207.

MATTOS, P.; ROHDE, L. A. *TDAH*: princípios e práticas. Porto Alegre: Artes Médicas, 2007.

MISKOWIAK, K. W. *et al.* The Search for Neuroimaging and Cognitive Endophenotypes: A Critical Systematic Review of Studies Involving Unaffected First-Degree Relatives of Individuals with Bipolar Disorder. *Neuroscience and Biobehavioral Reviews*, n. 73, 2017. pp. 1-22.

NEWCORN, J. H. *et al.* Atomoxetine Treatment in Children and Adolescents with Attention- Deficit/Hyperactivity Disorder and Comorbid Oppositional Defiant Disorder. *Journal of the American Academy of Child & Adolescent Psychiatry*, n. 44, 2005. pp. 240-8.

NOORDERMEEER, S. D. S.; LUMAN, M; OOSTERLAAN, J. A Systematic Review and Meta-Analysis of Neuroimaging in ODD and CD Taking ADHD into Account. *Neuropsychology Review*, n. 26, 2016. pp. 44-72.

NOSRATMIRSHEKARLOU, E. *et al.* Exploring the Decisional Needs of Parents with Children with ADHD and Disruptive and Aggressive Behaviour. *Journal of the Canadian Academy of Child and Adolescent Psychiatry*, v. 28, n. 1, 2019. pp. 30-41.

O'LAUGHLIN, E. M.; HACKENBURG, J. L.; RICCARDI, M. M. Clinical Usefulness of the Oppositional Defiant Disorder Rating Scale (ODDRS). *Journal of Emotional and Behavioral Disorders*, v. 18, n. 4, 2010. pp. 247-55.

PARIS, S., & NEWMAN, R. *Developmental aspects of self-regulated learning.* Educational Psychologist, v. 25, n. 1, 1990. pp. 87-102.

PELHAM *et al.* Teacher Ratings of DSM-III-R Symptoms for the Disruptive Behavior Disorders. *Journal of the American Academy of Child and Adolescent Psychiatry*, n. 31, 1992. pp. 210-8.

PINHEIRO, M. I. S. *et al.* Treinamento de habilidades sociais educativas para pais de crianças com problemas de comportamento. *Psicologia Reflexão e Crítica*, v. 19, n. 3, 2006. pp. 407-14.

RIGATTI, R. *et al.* Cross-cultural Adaptation of the Inventory of Callous-Unemotional Traits for Evaluation of Callous-Unemotional Traits in Brazilian Adolescents. *Revista Gaúcha de Enfermagem*, v. 38, n. 3, 2017. pp. e64754.

RILEY, D. A. *The Defiant Child: a Parent's Guide to Oppositional Defiant Disorder.* Nova York: Taylor Trade Publishing, 1997.

RILEY, M.; AHMED, S.; LOCKE, A. Common Questions About Oppositional Defiant Disorder. *American Family Physician*, v. 93, n. 7, 2016. pp. 586-91.

ROSATO, N. S. *et al.* Treatment of Maladaptive Aggression in Youth: CERT Guidelines II. Treatments and Ongoing Management. *Pediatrics*, n. 129, 2012. pp. e1577-e1586.

ROWE, R. *et al.* Defining Oppositional Defiant Disorder. *Journal of Child Psycology and Psychiatry*, v. 46, n. 12, 2005. pp. 1.309-16.

RUEDA, M. R.; PAZ-ALONSO, P. M. Função executiva e desenvolvimento emocional. In: *Enciclopédia sobre o Desenvolvimento Infantil na Primeira Infância*, 2013. pp. 1-6.

RUSSELL, A. *et al.* The Efficacy of Problem-Solving Communication Training Alone, Behavior Management Training Alone, and Their Combination for Parent-Adolescent Conflict in Teenagers with ADHD and ODD. *Journal of Consulting and Clinical Psychology*, v. 69, n. 6, 2001. pp. 926-41.

SCHAEFER, L. S. *et al.* Indicadores Psicológicos e Comportamentais na Perícia do Abuso Sexual Infantil. *Trends in Psychology/Temas em Psicologia* DOI: 10.9788/TP2018.3-12Pt ISSN 2358-1883 (edição on-line).

SCOTT, J. G. *et al.* Mortality in Individuals with Disruptive Behavior Disorders Diagnosed by Specialist Services: A Nationwide Cohort Study. *Psychiatry Research*, n. 251, 2017. pp. 255-60.

SERRA-PINHEIRO, M. A. *et al.* Transtorno desafiador de oposição: uma revisão de correlatos neurobiológicos e ambientais, comorbidades, tratamento e prognóstico. *Revista Brasileira de Psiquiatria*, v. 26, n. 4, 2004. pp. 273-6.

SROUFE, L. A. *Emotional development: The organization of emotional life in the early years*. New York: Cambridge University Press, 1995.

STROM, V. et al. Physical Exercise for Oppositional Defiant Disorder and Conduct Disorder in Children and Adolescents. *Cochrane Database of Systematic Reviews*, 7, 2013, art. n.: CD010670. DOI: 10.1002/14651858.CD010670.

TANDON, M. et al. Trajectories of ADHD Severity over 10 Years from Childhood into Adulthood. *ADHD Attention Deficit and Hyperactivity Disorders*, v. 8, n. 3, 2016. pp. 121-30.

TAYLOR, J. et al. Genetic and Non-shared Environmental Factors Contribute to the Association between Socioemotional Dispositions and the Externalizing Factor in Children. *Journal of Child Psychology and Psychiatry*, v. 54, n. 1, 2013. pp. 67-76.

TREPAT, E.; EZPELETA, L. Sex Differences in Oppositional Defiant Disorder. *Psicothema*, v. 23, n. 4, 2011. pp. 666-71.

VOHS, K. D., & BAUMEISTER, R. F. *Handbook of self-regulation:* Research, theory, and applications. New York: The Guilford Press, 2011.

WASCHBUSCH, D. A.; WILLOUGHBY, M. T. Parent and Teacher Ratings on the IOWA Connors Rating Scale. *Journal of Psychopathology Behavioral Assessment*, n. 30, 2008. pp. 180-92.

WEISS, N. R., & KNOSTER, T. It May Be Nonaversive, But Is It a Positive Approach? Relevant Questions to Ask Throughout the Process of Behavioral Assessment and Intervention. *Journal of Positive Behavior Interventions*, v. 10, n. 1, 2008. pp. 72–78.

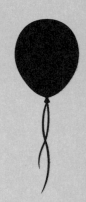

LEIA TAMBÉM OUTROS LIVROS DOS AUTORES

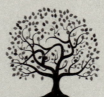

**DO QUE NOSSOS FILHOS PRECISAM MAIS:
AMOR, PROTEÇÃO, LIMITES?
COMO EDUCÁ-LOS PARA QUE TENHAM
UMA VIDA EXTRAORDINÁRIA?**

Os pais estão cada vez mais apreensivos com tantas mudanças na vida moderna. Muitos se sentem como se o mundo tivesse virado de cabeça para baixo em um curto espaço de tempo.

De um lado há aqueles que oferecem, além de proteção e muito zelo, todos os recursos necessários, criando uma espécie de redoma, uma bolha protetora com a intenção de isolar os filhos de tudo que pode representar perigo. De outro lado, estão os pais que acabam terceirizando a responsabilidade pela educação dos filhos para a escola, a babá ou outras pessoas que cuidam dos pequenos enquanto eles trabalham para dar *tudo aquilo de que as crianças precisam*.

Qual é a medida certa entre a hiperproteção e o descaso total? Neste livro, Luciana Brites e o dr. Clay Brites, profissionais experientes na área da educação, apresentam a você o método dos 7 Pilares que o ajudarão a encontrar esse caminho que tantos pais almejam. Você obterá o preparo emocional de que precisa para:

1. Educar para as frustrações
2. Educar para decisões
3. Educar para os conflitos
4. Educar para realizar
5. Educar para aprender
6. Educar para o diálogo
7. Educar para ser feliz

**ADOTE ESSE MÉTODO E PREPARE SEUS FILHOS PARA
ENFRENTAR OS DESAFIOS DE HOJE E DO FUTURO.**

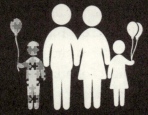

> "O AUTISMO NÃO É O FIM DO MUNDO.
> MUITAS CARACTERÍSTICAS FAZEM
> DE SEU FILHO UMA PESSOA ÚNICA, MAS,
> PARA QUE ELE TENHA UMA VIDA MAIS CONECTADA
> COM A VIDA SOCIAL E ESTEJA PREPARADO PARA
> AS INSTABILIDADES, É NECESSÁRIO CONHECER
> MAIS E DESCOBRIR CEDO!"

O autismo é um transtorno de desenvolvimento que afeta de maneira decisiva e predominante a capacidade de percepção social da pessoa. Hoje, estima-se que aproximadamente 1% da população mundial tenha autismo e, infelizmente, esse é um assunto pouco discutido em âmbito nacional.

Seja por preconceito ou dificuldade de aceitação, fato é que precisamos estar mais atentos aos primeiros sinais apresentados na infância para conseguir trabalhar de maneira correta com essa condição.

Com linguagem acessível e trazendo um panorama histórico sobre o tema até os tempos atuais, o dr. Clay Brites e sua esposa, Luciana Brites, acreditam que é apenas cuidando que conseguiremos fazer com que as crianças dentro do espectro se tornem seres humanos realizados respeitando suas particularidades.

AQUI VOCÊ SABERÁ:
Como o autismo foi descoberto.
Quais são as pesquisas atuais sobre o assunto.
Como o cérebro de uma criança autista funciona.
Como identificar o espectro em seu filho.
Quais são as melhores abordagens e práticas no dia a dia.

Este livro foi impresso pela gráfica Assahi
em papel lux cream 70g em março de 2024.